Barbara Simonsohn

SALBEI

Mutter aller Heilpflanzen

Kompakt-Ratgeber

Haben Sie Fragen an den Mankau Verlag?
Anregungen zum Buch?
Erfahrungen, die Sie mit anderen teilen möchten?

Besuchen Sie unsere sozialen Netzwerke:
www.mankau-verlag.de/forum

mankau

Impressum

Bibliografische Information der Deutschen Nationalbibliothek
Die Deutsche Nationalbibliothek verzeichnet diese Publikation in der Deutschen Nationalbibliografie; detaillierte bibliografische Daten sind im Internet über http://dnb.d-nb.de abrufbar.

Barbara Simonsohn
SALBEI
Mutter aller Heilpflanzen
Kompakt-Ratgeber
ISBN 978-3-86374-706-0
2. Aufl. 2024 (1. Aufl. 2023)

Mankau Verlag GmbH
Pfarrgasse 1
D-82497 Unterammergau
Im Netz: www.mankau-verlag.de
Soziale Netzwerke: www.mankau-verlag.de/forum

Lektorat: Redaktionsbüro Julia Feldbaum, Augsburg
Endkorrektorat: Susanne Langer-Joffroy M. A., Germering
Cover/Umschlag: Guter Punkt GmbH & Co. KG, München
Layout: X-Design, München
Satz und Gestaltung: lydiakuehn.de, Aix-en-Provence, Frankreich

Bildnachweis:
© **stock.adobe.com** 4, 6–7: bymandesigns; 4, 5, 38–39: Maria Kasimova; 5, 108: Maryna; 5, 146: Sergii Mostovyi; 9: anitapol; 12: Harald Biebel; 15, 69: Nadya So; 19: Ignisdev Ltd; 21: Ruckszio; 22: BerndVollmer; 25 o.li.: FabianJakobi; 25 o.re.: Winfried Rusch; 25 u.li.: Lichtmalerei; 25 u.re: JAG IMAGES; 27: karlo54; 28: Marina; 29: ChrWeiss; 30 li.: HeiSpa; 30 re.: Sirin; 32: freepeoplea; 33: Zerbor; 34: Grafvision; 36: gabort; 40: zhenya; 41: Amy Lv; 47, 119: New Africa; 49: marilyn barbone; 53: photocrew; 54: Veronika Idiyat; 56: rvlsoft; 59: bit24; 65: Photographee.eu; 73: Farknot Architect; 75: Verrone; 81: jozefklopacka; 84: matka_Wariatka; 96: amberto4ka; 101, 145: hisa-nishiya; 103: Krakenimages.com; 104: Racle Fotodesign; 106: Floydine; 112: Anna_ok; 115: Happy window; 121: Nikolay; 123: 682A_IA; 128: unpict; 129: Comugnero Silvana; 130: Tetiana; 131: emmi; 132 li.: wollertz; 132 re.: Leonid Nyshko; 134: Marina Lohrbach; 135: Marek Gottschalk; 136: 5ph
© **Cornelia Simonsohn** 148

Druck: Westermann Druck Zwickau GmbH, Zwickau/Sachsen

FSC www.fsc.org MIX Papier | Fördert gute Waldnutzung FSC® C110508

Hinweis für die Leser:
Die Autorin hat bei der Erstellung dieses Buches Informationen und Ratschläge mit Sorgfalt recherchiert und geprüft, dennoch erfolgen alle Angaben ohne Gewähr. Verlag und Autorin können keinerlei Haftung für etwaige Schäden oder Nachteile übernehmen, die sich aus der praktischen Umsetzung der in diesem Buch vorgestellten Anwendungen ergeben. Bitte respektieren Sie die Grenzen der Selbstbehandlung, und suchen Sie bei Erkrankungen einen erfahrenen Arzt oder Heilpraktiker auf.

Vorwort

Hatten die Menschen im Spätmittelalter vielleicht recht damit, Salbei als »Allheilmittel« zu betrachten? Wenn man bedenkt, dass die Pflanze einen einzigartigen Antioxidantien-Cocktail enthält und freie Radikale an so gut wie allen Krankheiten beteiligt sind, erscheint mir diese Betrachtungsweise naheliegend. Salbei ist viel mehr als ein Mittel gegen Halsschmerzen. Die Benediktinerinnen der Abtei »Zur Heiligen Maria« in Fulda preisen Salbei als »Salvia regis«, die »Königin unter den Heilkräutern«. Hildegard von Bingen widmete ihm in ihrer »Naturkunde« eines der umfangreichsten Kapitel.

Der »Studienkreis Entwicklungsgeschichte der Arzneipflanzenkunde« erkor die Pflanze aufgrund ihrer Vielseitigkeit zur Arzneipflanze des Jahres 2023.

Es gibt schon mehr als tausend wissenschaftliche Studien zu Salbei, die überzeugend seine Wirkungen bestätigen.

Machen Sie sich mit diesem Büchlein selbst ein Bild, was es mit dem Salbei auf sich hat und wie oft er als »Retter« – so die Bedeutung des lateinischen »salvare« für »retten« – für den Menschen der heutigen Zeit wie vom Himmel gefallen scheint.

Ihre Barbara Simonsohn

Inhalt

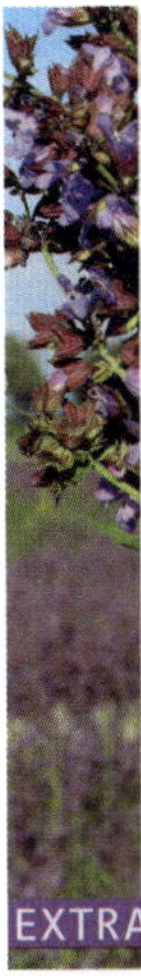

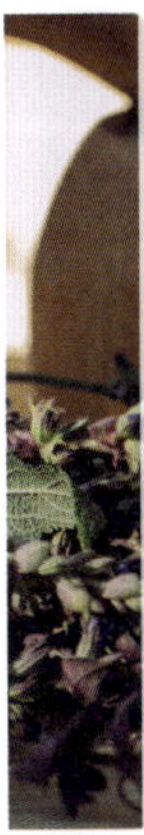

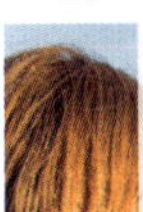

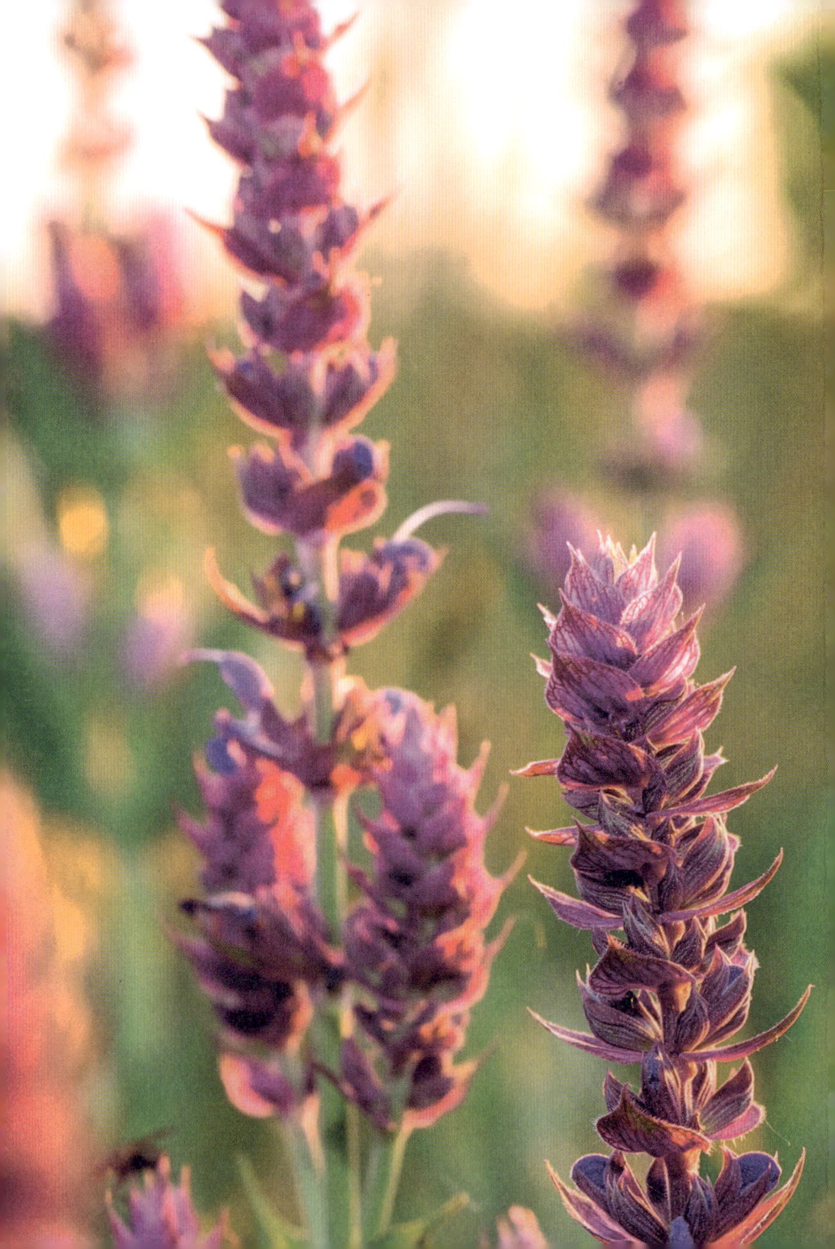

Salbei, eine schillernde Heilpflanze

Salbei war schon in der Antike eine beliebte Heilpflanze und wegen seines Wirkstoffspektrums begehrt. Gerade erlebt er deswegen eine Renaissance.

Zur Geschichte des Salbeis

Salbei gehört zu den spannendsten Heilpflanzen der Medizingeschichte. Als Heilmittel wurde der Salbei sowohl zur Empfängnisverhütung als auch für leichte Geburten eingesetzt, als Therapie gegen Unfruchtbarkeit und gegen Liebeszauber von Hexen und als Rauchsalbei zur Desinfektion von Zimmern Schwerkranker oder gegen böse Geister im Stall und im Haus.[1] Als aromatisches Gewürz hielt er erst im Mittelalter Einzug in unsere Küche. Karl der Große (747–814) ordnete seinen Anbau in Klostergärten an.

Geistliche, Könige, Kaiser und Gelehrte erweisen dem Salbei Respekt und Hochachtung. Berühmtheiten jeder Epoche loben die Heilpflanze als göttliches Geschenk und großen Segen. Der chinesische Kaiser Shen Nung empfahl bereits um 2800 v. Chr. in seinem »Chinesischen Buch über Ackerbau und Heilpflanzen«, dem ältesten bekannten Heilpflanzenbuch überhaupt, die Wurzeln des Rotwurzelsalbeis als »Salbei für das Alter« – für allerlei Gebrechen. Um 2000 v. Chr. verewigten die alten Ägypter eine Salbeipflanze in Stein, Salbeisaft gab man dort unfruchtbaren Frauen, damit sie Kinder bekämen.[2] Im »Papyrus Ebers«, einer Hauptquelle der ägyptischen Medizin, wird der Salbei um 1500 v. Chr. bereits schon als juckreizstillende Pflanze erwähnt.

Hippokrates empfahl und verwendete um 400 v. Chr. Salbei für vielerlei Beschwerden, wie auch andere

berühmte Ärzte der Antike, etwa Plinius der Ältere, Dioskurides und Galen. Für Dioskurides stand fest: Salbei gehört nicht den Köchen, sondern den Ärzten.[3]
Römische Soldaten brachten den Salbei nach Mitteleuropa, wo er sich in Bauerngärten zur festen Größe etablierte. Medizinisch wurde Salbei zur Behandlung von Epilepsie, Lethargie und Pest eingesetzt. Kaiser Karl der Große verordnete im »Capitulare de villis et curtis« um 800 n. Chr. den Salbeianbau in ganz Europa. Sowohl der Echte Salbei als auch der Muskatellersalbei werden unter den Heil- und Nutzpflanzen erwähnt.
Die heiliggesprochene Äbtissin Hildegard von Bingen, die von 1098 bis 1179 lebte, lehrte den Anbau und die Anwendung von Salbei für vielerlei Gebrechen. Die Ärzteschule von Salerno prägte um 1200 herum den noch

INFO

DER ODER DIE?

Übrigens kann man sowohl »der« als auch »die« Salbei sagen. In diesem Buch habe ich mich zu »der« entschlossen, auch weil in Österreich ausschließlich der männliche Artikel benutzt wird und er einfach geläufiger ist.

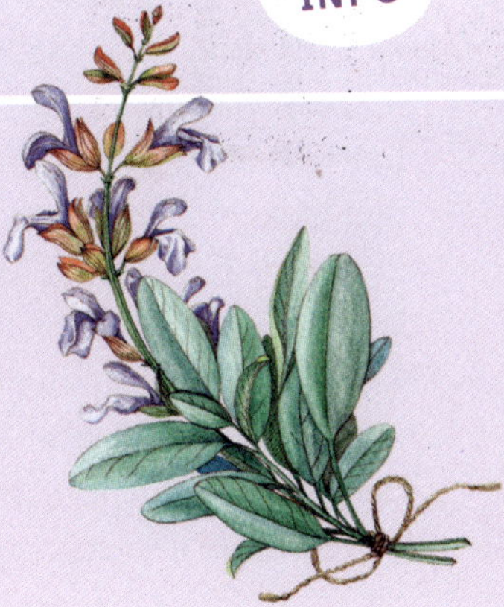

heute oft zitierte Lobvers: »Cur moriatur homo cui salvia crescit in hortis?« – »Warum sollte ein Mensch sterben, dem Salbei im Garten wächst?« Zum Schutz vor der Pest rieb man sich im Mittelalter mit in Essig eingelegtem Salbei ein.

Albertus Magnus (1193–1280) schrieb zum Salbei: »Der Salbei heißt mit anderem Namen Ambrosia der Götter, deshalb, weil die Götter unsterblich wurden, als sie Salbei aßen.«[4] Paracelsus (1480–1538) praktizierte und lehrte ganzheitliches Heilen u.a. mit Salbei und nannte Salbei »Kraut der Unsterblichkeit«.[5] Konrad Megenburg lobte in seinem »Buch der Natur« 1350 den Salbei als »Götterspeise«.[6]

Der Maler Albrecht Altdorfer verewigte im 16. Jahrhundert die Mutter Gottes mit der Salbeipflanze an ihrer Seite auf einem berühmten Gemälde, das heute noch in der Alten Pinakothek in München bewundert werden kann. Hieronymus Bock schrieb in seinem »New Kreutterbuch«: »Unter allen Stauden ist kaum ein Gewächs über den Salbei erhaben, denn er dient den Ärzten, den Köchen, den Armen und Reichen gleichermaßen.« Er empfahl ihn als Blutreinigungsmittel, bei Nachtschweiß, Erkältungen und zur Nervenstärkung. Der Arzt Christoph Paulini verfasste 1688 eine 441 Seiten umfassende Monografie über »Das heilige Kraut oder die edle Salbei«.

Van Swieten untersuchte schon im 18. Jahrhundert die schweißhemmende Wirkung des Salbeis, der alle anderen Pflanzen in dieser Beziehung toppt. Der Botaniker und Apotheker Dr. John Hill schrieb 1778 einen Bestseller mit dem Titel »Das heilige Kraut oder die Kräfte des Salbey zur Verlängerung des menschlichen Lebens«. Pfarrer Sebastian Kneipp kürte das Salbeiblatt im 19. Jahrhundert offiziell zum Zahnpflege- und Zahnheilmittel.

Im 19. Jahrhundert wurden Salbeiküchlein zum klassischen Gebäck für die Kirchweih, weil Salbei angeblich vor Rauschzuständen schützen sollte. 1930 entwickelte der »Atemdoktor« Dr. med. Ludwig Schmitt das stärkende und entspannende »Salbeielixier«.[7]

Wissenschaftler und Publizisten des 20. Jahrhunderts sind voll des Lobes über die Pflanze. Professor Dr. med. Siegfried Müller: »Die Salbei ist für mich eine der faszinierendsten und potentesten Heilpflanzen überhaupt. Sie beeinflusst sogar die Lipidperoxidation, die als einer der wesentlichen Faktoren für die Entwicklung gefährlicher Herz- und Kreislauferkrankungen gilt.« [8] Dafür ist, so Müller, der hohe Gehalt an antioxidativ wirkenden Polyphenolen verantwortlich. Karl F. Liebau, Heilpraktiker und Chefredakteur von »Naturheilpraxis mit Naturmedizin« sagt: »Jeder Salatdip bekommt einen pikanten Dreh, wenn ich einen Esslöffel Öl hinzuführe, in dem ich zuvor einige klein gehackte Salbeiblätter geröstet habe. Salbei ist aber auch als Rachentherapeutikum in einem naturkundlichen Rezept unentbehrlich und hochgeschätzt.«[9]

INFO

WELTWEITE NAMENSKUNDE

1753 erhielt Salbei von Carl von Linné seinen lateinischen Namen *Salvia officinalis L.* »Salvia« kommt von lateinisch »salvus«, was ganz, heil oder gesund bedeutet, und vom lateinischen »salvare« für retten, heilen und bewahren. Das »officinalis« weist daraufhin, dass Salbei eine offiziell anerkannte Arzneipflanze ist. Der lateinische Ursprung zeigt sich in fast allen Sprachen. Auf Französisch heißt er »sauge«, im Spanischen und Schwedischen »salvia«, auf Portugiesisch »salvia« oder »sarvia«, auf Holländisch »salie« und im Georgischen »salbi«. Auf Englisch »sage«, »golden sage« (Goldsalbei), »kitchen sage« (Küchensalbei) oder »true sage« (Echter Salbei). In Italien und Frankreich nennt man Salbei auch »griechischen Tee«, während die Holländer ihn interessanterweise als »französischen Tee« bezeichnen und er in Bulgarien »chaj gradinski«, Gartentee, genannt wird. Auf Türkisch heißt der Echte Salbei »Adacayi«, was Inseltee heißt, im Arabischen »Maryamiya«, auf Chinesisch »Ching Chieh« und auf Farsi »Maryam goli« (rosarote Maria).

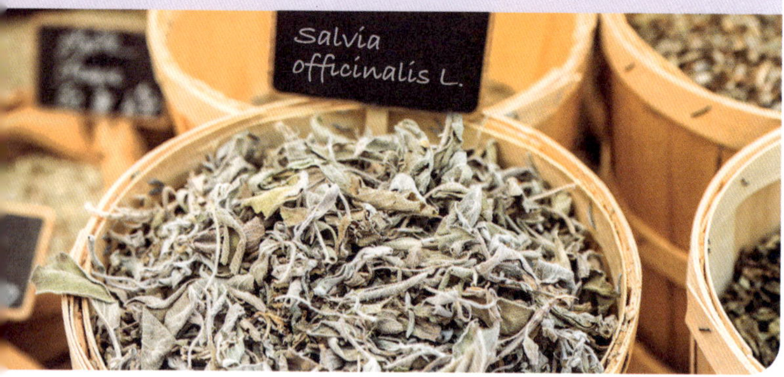

In vielen Ländern wie der Türkei oder Griechenland ist Salbeitee ein beliebtes traditionelles Getränk. Schon früh wurde Salbei bei Fieber, Harnwegsleiden, Koliken, Erkältungen und Zahnschmerzen therapeutisch angewendet, aber auch zur Hemmung übermäßiger Schweißbildung, zur Stärkung der Nerven und zur Förderung der Verdauung. Die meisten dieser Indikationen wurden durch moderne Studien bestätigt. Bis in die Neuzeit wurde Salbei fast als Allheilmittel verehrt. Volkstümliche Sprüche wie »Salbei im Garten, der Tod kann warten« oder im Englischen »You'll never die, if you eat sage in May« zeugen davon.

Einen Ritterschlag erhielt die Pflanze 2003, als sie der Naturheilverein Theophrastus zur »Heilpflanze des Jahres« kürte und zum feierlichen Anlass sogar ein Buch »Salbei« herausbrachte. Darin wird der Salbei aufgrund der Vielfalt der verwendbaren Pflanzenteile – auch Blüten und Wurzeln sind heilkräftig – und der Bandbreite der Indikationen »Königin unter den Heilpflanzen«[10] genannt. Mehrfach wird in diesem Büchlein der Ausspruch von Abt Walahfrid Strabo, um 840 n. Chr., zitiert: »Die Salbei ist die Mutter aller Kräuter.«

Leuchtend blühet Salbei ganz
vorn am Eingang des Gartens,
süß von Geruch, voll wirkender
Kräfte und heilsam zu trinken.
Manche Gebresten der
Menschen zu heilen erwies
sie sich nützlich,
ewig in grünender Jugend zu
stehen hat sie sich verdient.
Aber sie trägt verderblichen
Zwist in sich selbst:
denn der Blumen Nachwuchs,
hemmt man ihn nicht,
vernichtet grausam den
Stammstrieb, läßt gierigem Neid
die alten Zweige ersterben.

Abt Walahfrid Strabo

Der Salbei in der Volksmedizin

Für die alten Ägypter und Römer stand der Salbei nicht nur für ewiges und langes Leben, als Kraut der Unsterblichkeit, sondern man glaubte damals, Salbei helfe auch, Leben zu schenken. Und so wurde Salbei zu einer beliebten Arznei, um Unfruchtbarkeit von Frauen zu heilen.[11]
In der Volksmedizin und Erfahrungsheilkunde hat Salbei ein breites Anwendungsgebiet. In der Schweiz war es Brauch, Salbeisträußlein mit in die Kirche zu nehmen. Man nannte diese Würzsträußlein »Altweiberschmeckele«. Sie sollten ältere Frauen am Einschlafen hindern, wenn die Predigt zu lange und zu langweilig ausfallen sollte. Bei uns wurde Salbei bei stillenden Müttern gegen zu starken Milchfluss angewendet. Viele Naturheilärzte teilen auch heute noch diese Meinung und empfehlen Salbei zum Abstillen.
Hildegard von Bingen betonte die blutreinigende Kraft des Salbeis: »Roh als auch gekocht gegessen ist Salbei gut für alle, die von schädlichen Säften geplagt werden.«[12]
1763 schrieb John Hill in »The Virtues of Sage«: »Salbei ist warm ohne Bitterness, äußerst freundlich zum Gehirn, schützt den Magen vor Kälte, den Darm vor Blähungen und Verdauungsstörungen, und schenkt einen andauernden Appetit, kuriert Dumpfheit, Taubheit, Sehschwäche und mangelnde Auffassungsgabe.«[13]
Nicholas Culpeper schrieb 1653 zur Rolle von Salbei

in Zeiten der Pest: »Der Saft von Salbei, getrunken mit Essig, war immer schon sehr nützlich bei Plagen jeder Art.«[14] Leichenfledderer rieben sich mit einem Gemisch aus Salbei, Rosmarin, Lavendel, Thymian und Wermut, gelöst in Essig, ein, um sich beim Grabraub vor Infektionen zu schützen. Diese Mischung wurde in Britannien als »Four Thieves Vinegar« bekannt. Um den Seelen der Toten zu Unsterblichkeit zu verhelfen, wurden früher Gräber auf britischen Friedhöfen mit Salbei bepflanzt. In einem alten französischen Sprichwort heißt es: »Salbei hilft den Nerven, Lähmungen werden geheilt und Fieber macht sich aus dem Staube.«[15]

Früher gab es weder Zahnbürsten noch Zahnpasta. Stattdessen war es bis weit in das 19. Jahrhundert hinein üblich, seine Zähne mit getrocknetem oder frischem

Salbeisträußlein binden

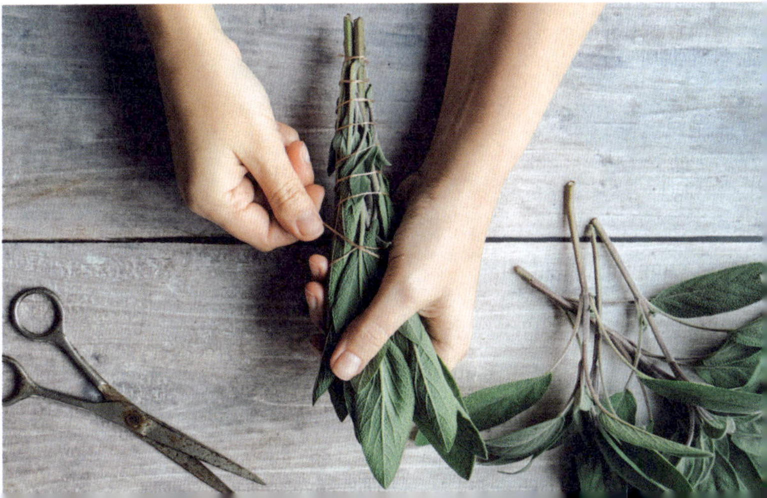

Salbei zu reinigen. Eine Mischung aus Salbei mit Rosmarin und Sadebaum sollte gegen Trägheit und Lethargie helfen.

Die Liste therapeutischer Anwendungen wuchs und wuchs, Salbei avancierte im Laufe der Zeit immer mehr zu einem Allheilmittel. Im 17. Jahrhundert galt Salbei als Heilmittel bei Schlangenbissen, bei Epilepsie, gegen Leberleiden, Rheuma und Arthritis, als Entwässerungsmittel, als Wundheilmittel und Lungenheilmittel. Im Mittelalter war Salbei als »herba sacra«, heiliges Kraut, berühmt. Salbei wird in ländlichen Gebieten Frankreichs immer noch »herbe sacré« genannt.[16]

Volksmedizinisch wurde und wird Salbei bei Diabetes mellitus, Lungenbeschwerden, Herzleiden, Erkältungen, Nervosität und Darmerkrankungen eingesetzt. In Israel und auf Zypern wird für diese Beschwerden auch der Muskatellersalbei, der dort wächst, seit alters her verwendet. Bei uns aber ist der Echte Salbei *Salvia officinalis*, auch Königssalbei genannt, die unangefochtene Heilpflanze Nummer eins aus der Salbeifamilie.

Noch heute ist der Salbei in einigen Gegenden Europas hoch angesehen, und zwar als Allzweck-Medizin. So isst man in Italien gern Salbeiblätter auch aus Gesundheitsgründen. Butterbrote mit frischen Salbeiblättern belegt sind in einigen Gegenden Großbritanniens noch immer sehr beliebt.[17] Wichtig ist: Die meisten volksmedizinischen Anwendungen sind mittlerweile durch die moderne Forschung belegt.

Zur mystischen Bedeutung

Weit bis ins 19. Jahrhundert hinein galt die Salbeipflanze als Hexenkraut, das durch sein intensives Aroma Hexen und böse Geister vertreibt.[18] In Frankreich glaubte man lange Zeit, der Salbei könne schlimmen Liebeskummer heilen und Menschen helfen, die zu schüchtern zum Sprechen oder gar harmoniesüchtig waren. In deutschen Sagen galt Salbei sogar als Zaubermittel, um Schlösser knacken zu können.

Wie hoch der Salbei in früheren Zeiten gepriesen wurde, zitiert die österreichische Kräuterkundige Maria Treben aus einem alten Kräuterbuch. »Als die heilige Gottesmutter mit dem Jesukind vor Herodes fliehen musste, bat sie alle Blumen des Feldes, ihr zu helfen; aber keine gewährte ihr Obdach. Da neigte sie sich zu dem Salbei und siehe, hier fand sie Zuflucht. Unter seinen dichten, schützenden Blättern versteckte sie sich und das Kindlein vor den Landsknechten des Herodes. Sie gingen vorüber und sahen sie nicht. Da nun die Gefahr überstanden war, kam die Mutter Gottes hervor und sprach liebreich zum Salbei: ›Von nun an bis in Ewigkeit wirst du eine Lieblingsblume der Menschen sein. Ich gebe dir die Kraft, die Menschen zu heilen von jeder Krankheit; errette sie vom Tode, wie du es auch an mir getan hast!‹ Seither blüht das Kräutlein allzeit zu Heil und Hilfe der Menschen.«[19] Der Salbei wird deshalb auch mancherorts »Marienpflanze« genannt.[20]

Rund um die Botanik

Der Echte Salbei *Salvia officinalis L.* gehört zur Familie der Lippenblütengewächse. Die Gattung Salvia umfasst an wild wachsenden und kultivierten Hybridsorten an die 900 Arten, wobei ein Großteil davon Zierpflanzen sind. Im europäischen Raum sind 36 Salbeiarten bekannt.[21]

Der Echte Salbei hat eine herausragende Bedeutung unter den Heilpflanzen. Verwendet werden in erster Linie die Salbeiblätter, aber auch die Blüten und Wurzeln. Als Heilmittel werden neben dem Echten oder Gartensalbei auch der Muskatellersalbei *Salvia sclarea* und der Rotwurzelsalbei *Salvia miltiorrhiza* angepriesen. Im deutschsprachigen Raum wird der Echte Salbei/Gartensalbei auch Dalmatiner Salbei, Edler Salbei, Fischsalbei, Kreuzsalbei, Scharlei, Scharleikraut, Geschmacksblatteln, Salser, Königssalbei, Rauchsalbei, Sabikraut, Scharlachkraut und Tugendsalbe genannt.[22] Einige der Namen weisen auf die Verwendung hin, zum Beispiel als Räuchermittel, zum Würzen von Fisch oder auf seine Verwendung zur Behandlung von Scharlach. Königssalbei und Edler Salbei bezeugen die Bedeutung der Pflanze für die Menschen früherer Zeit.

Ursprünglich kommt der Echte Salbei aus dem Mittelmeerraum, der geprägt ist von heißen, sonnigen und trockenen Sommern und feucht-milden Wintern. Das dichte Haarkleid des Blattapparates und das weit verzweigte Wurzelnetz bieten eine optimale Anpassung an diese Bedingungen. Seine ursprüngliche Heimat ist Dalmatien, Südostserbien und Mazedonien, wo er gern magere, kalkhaltige, steinige Berghänge besiedelt. Trotz seiner mediterranen Herkunft besitzt der Gartensalbei eine große ökologische Anpassungsfähigkeit und findet sich daher in allen gemäßigten und auch kälteren Gebieten Europas bis nach Südskandinavien und Irland. Der Echte Salbei verträgt Fröste, seine Frosttoleranz wird als mittel bis gut eingestuft. Größere Anbaugebiete bestehen im früheren Jugoslawien, in Algerien, Indien, Indonesien, Südafrika und den USA. In Deutschland ist der Salbeianbau in geringem Umfang vertreten, die Nachfrage und damit die Anbauflächen wachsen aber aktuell wieder.

Der Echte Salbei

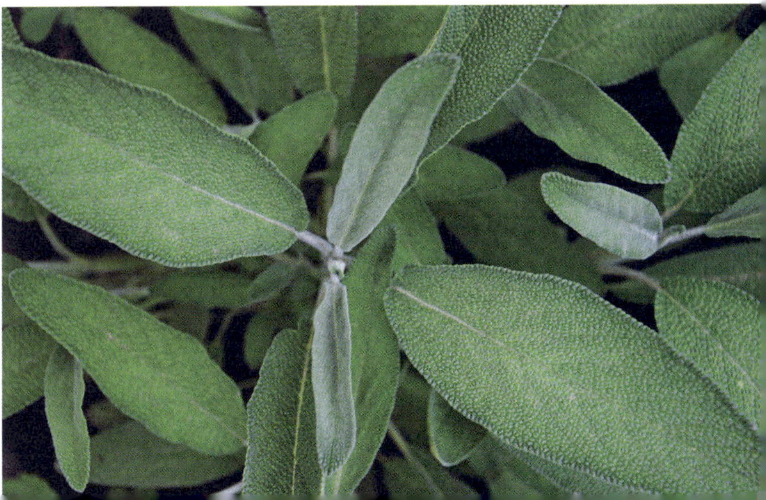

Der Echte Salbei stellt nur geringe Ansprüche an den Boden. Prädestiniert für den Anbau sind kalkhaltige sandige Lehmböden und lehmige Sandböden, zu schwere staunasse Böden werden nicht toleriert. Mit partiellen Trockenperioden kommt die Pflanze hervorragend klar. Für den Anbau sind warme, windgeschützte Lagen ideal. Auf halbschattigen Standorten steigt die Konzentration der ätherischen Öle.[23]

Lesetipp
Die Schrift »Echter Salbei – Anbauempfehlungen« ist sicherlich nützlich für Biobauern, die sich ein neues lukratives Standbein mit dem Anbau von Heilpflanzen schaffen wollen, hat aber auch für den Hobbygärtner einige wertvolle Informationen zu bieten.[24]

Der Echte Salbei ist ein immergrüner Halbstrauch und wird 60–80 Zentimeter hoch, selten bis zu einem Meter. Die Stängel sind vom Grunde an stark verzweigt. Im unteren Teil sind sie verholzt und mit der Zeit mit einer schuppigen graubraunen Borke versehen. Die oberen Sprossteile bleiben weich und krautig und sind von einem dichten, filzig-grauen Haarkleid bedeckt.
Die Blätter sind 3–10 Zentimeter lang und 3–5 Zentimeter breit und länglich eiförmig bis schmal-lanzettlich geformt, der Blattrand ist fein gekerbt. Die jungen Salbeiblätter sind ober- und unterseits weiß bis graufilzig

behaart. Werden die Blätter älter, nimmt die Behaarung ab, und die Blätter erscheinen graugrün. Die kleinen Drüsenhaare wie auch die Drüsenschuppen enthalten ätherisches Öl. An der Unterseite der Blätter tritt ein dichtes Adernetz hervor. Oberseitig sind die Blätter eingesenkt, und die Zonen zwischen den Blattadern treten hervor. Die Laubblätter sind am Stängel gegenständig angeordnet, wobei übereinanderstehende Blattpaare um 90 Grad versetzt sind. Obere Blätter sitzen dicht am Stängel an.

Die Blüten des Salbeis haben kurze Stiele. Jeweils vier bis acht bilden einen sogenannten Scheinquirl. Fünf bis acht solcher Scheinquirle sind stockwerkartig zu einer Scheinähre vereinigt. Jeweils fünf bis zehn Blüten sitzen an den Enden der Triebe an einer lockeren Traube. Der Blütenkelch stellt eine 1,5 Zentimeter lange zweilippige rötlich-braune Röhre dar. Sie wird von tief gefurchten

Die Blüte des Echten Salbeis

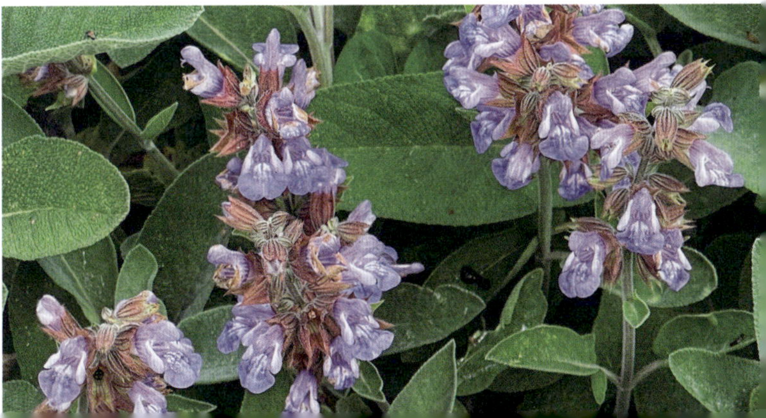

Nerven durchzogen, die flaumig behaart sind. Die Oberlippe endet in drei langen, grannenartig zugespitzten Zähnen. Am Zipfel der Unterlippe befinden sich zwei ebenfalls zugespitzt verlaufende Zähne. Die Unterlippe besteht aus drei Kronblättern, die in drei Lappen enden, wobei die Seitenlippen kleiner als die Mittellappen sind. Die Kronenröhre wird von einem Haarring abgeschlossen, der die Blüte vor eindringendem Regen schützt. Die Blüten des Salbeis sind mehrheitlich zwittrig, es kommen aber auch rein weibliche vor. Ihre Farbe ist rosa, hell- bis violettblau oder violett, selten weiß. Die Bestäubung erfolgt hauptsächlich durch Bienen, Hummeln und andere Wildbienenarten, aber auch durch Schmetterlinge. Durch einen Hebelmechanismus sichert die Pflanze die Fremdbestäubung. Nach der Befruchtung entwickeln sich aus den Fruchtknoten vier kugelförmige dunkelbraune Nüsschen mit je einem Samen.

Die Holzbiene auf Pollenjagd am Muskatellersalbei

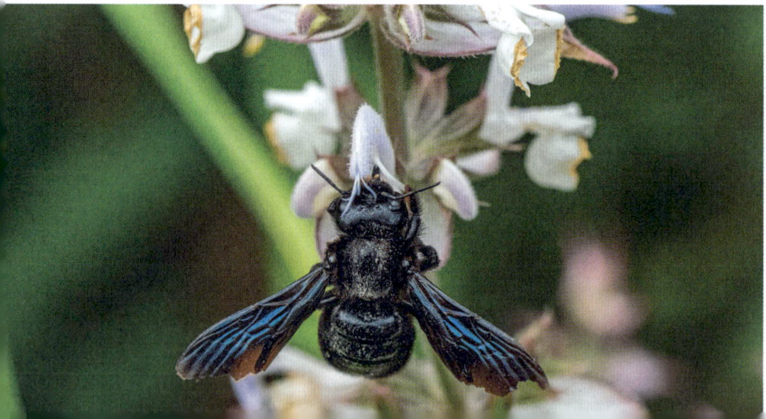

INFO

SALBEI, DIE PFLANZE DER SUPERLATIVE

Salbei ...

- hat die älteste Geschichte unter den medizinisch wirksamen Kräutern.
- ist neben Thymian das calciumreichste Gewürzkraut.
- ist ein absoluter Antioxidantien-Star unter den Heil- und Gewürzkräutern. Seine antioxidative Wirkung ist stärker als bei synthetischen Antioxidantien. Die enthaltene Rosmarinsäure in Salbei ist 20-mal so antioxidativ wirksam wie Trolox (Vitamin-E-Derivat).
- ist doppelt so antioxidativ wirksam wie Grüntee.
- ist die polyphenolreichste Heilpflanze Europas.
- ist wirksamer als gängige Alzheimer-Medikamente.
- ist ebenso wirksam wie die gängigen Diabetes-Medikamente.
- ist doppelt so wirksam gegen Pilze wie übliche Anti-Pilz-Mittel (z. B. bei *Candida albicans*).
- ist eine Alternative zu Pestiziden, Herbiziden, Insektiziden.
- ist besser wirksam gegen Bakterien als das stärkste Antibiotikum, ohne Nebenwirkungen.
- ist bei Lippenherpes genauso wirksam wie das Medikament Zovirax.
- ist Thema von mehr als tausend wissenschaftlichen Studien.

Weitere Salbeisorten

Dieses Buch handelt zwar vom Echten oder Gartensalbei, aber ich möchte Ihnen kurz einige weitere Sorten vorstellen. Der heilkräftige Echte Salbei *Salvia officinalis* tritt in vielen wunderschönen Unterarten auf:[25]

- »Berggarten«: sehr große runde Blätter
- »Aurea«: goldgelb marmorierte Blätter
- »Aureovariegata«: goldgelbe bis graugrün gefleckte Blätter
- »Compacta« wie auch »Nana«: gedrungener Wuchs, für Einfassungen geeignet
- »Crispa«: graugrüne Blätter, flaumig behaart, mit gesägtem Blattrand
- »Icterina«: grüne Blätter und ein goldener Rand
- »Purpurascens«: junge Blätter im Austrieb purpurviolett
- »Tricolor«: rosa und cremefarbene Streifen oder grün mit weißem Rand und lila Tupfen
- »Albiflora«: weiße Blüten
- »Grete Stolze«: gepunktete Blätter
- »Milleri«: gepunktete rote Blätter
- »Creme de la Creme«: weiß-bunt gefleckte Blätter
- »Sturnina«: weiß-grüne Blätter

Während der normale Salbei Frost bis minus 18 °C verträgt, kann es sein, dass einige der Unterarten Winterschutz benötigen, erkundigen Sie sich beim Kauf danach!

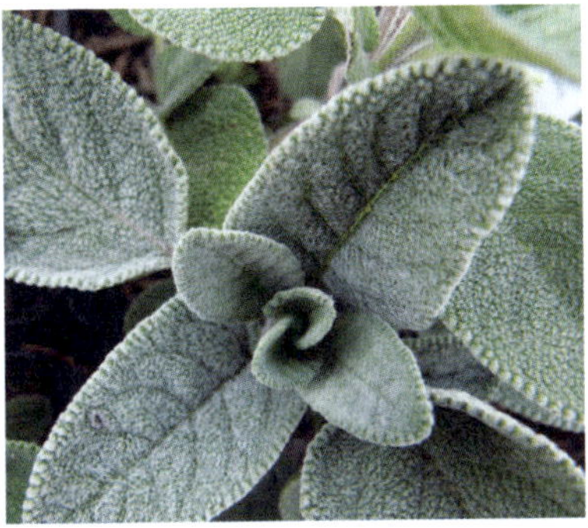

»Berggarten«

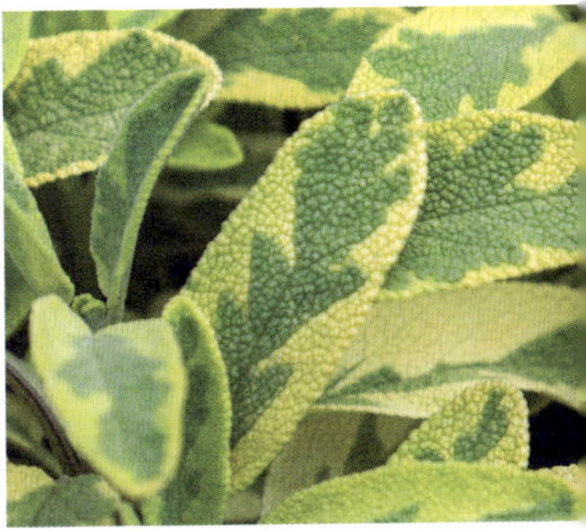

»Icterina Aurea«

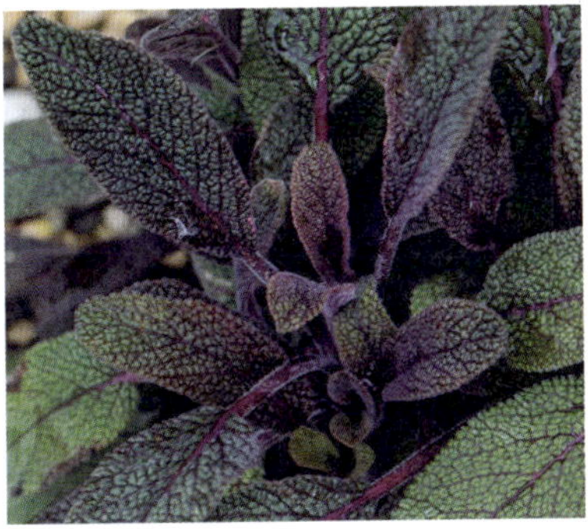

»Purpurascens«

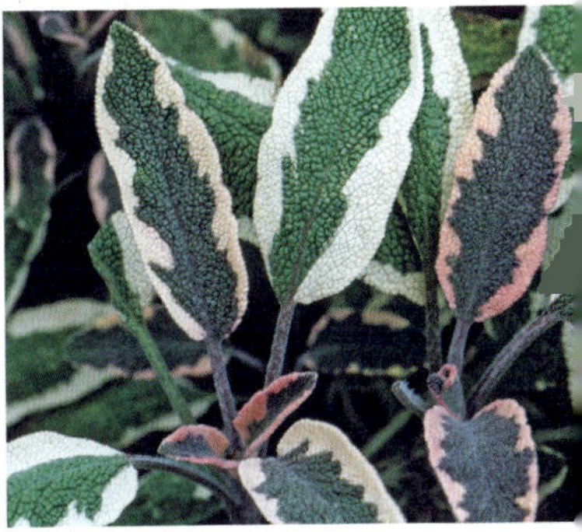

»Tricolor«

INFO

MEDIZINISCH IRRELEVANT

Bei uns wächst auch eine wilde Salbeisorte, der Wiesensalbei oder *Salvia pratensis*, der zwar ähnlich wie Gartensalbei schmeckt, aber keine medizinische Bedeutung hat.

Heilkräftige Verwandte des Gartensalbeis

Es gibt neben dem Echten Salbei andere Sorten, die medizinisch wirksam sind.

Muskatellersalbei

Zum einen ist da der Muskatellersalbei, im Deutschen auch Muskatsalbei und im Englischen »clary sage«, auch »clear eye« oder »vatican sage« genannt, weil er einst dem Weihrauch zugesetzt wurde. »Clear eye« bedeutet, dass dieser Salbei das Auge reinigt, wenn man einen Samen ins Auge gibt, sobald sich ein Fremdkörper dorthin verirrt hat. Durch die Bildung von Schleim wird der Fremdkörper ausgeschieden.[26] Die Pflanze wird bis zu einem Meter hoch und blüht im Juni und Juli in Rosa, Violett oder in der Farbe Malve. Obwohl der Muskatellersalbei aus Südeuropa und Südwestasien stammt, ist er bei uns winterhart. Das ätherische Öl aus dem Muskatellersalbei ist sehr beliebt in der Parfüm- und Aromatherapie. Die Pflanze steht im Ruf, euphorische Gefühle zu verursachen, und wurde daher auch dem Bier zugesetzt.[27] Die Blätter werden medizinisch genutzt vor allem als Verdauungshilfe, um den Appetit anzuregen und um Übelkeit und die Neigung, sich zu übergeben, zu stoppen. Muskatellersalbei wird bei Menstruationsproblemen und Wechseljahresbeschwerden auch als Tee verwendet und in der Volksmedizin seit alters her für Wundauflagen. Die Blüten und jungen Blätter können als

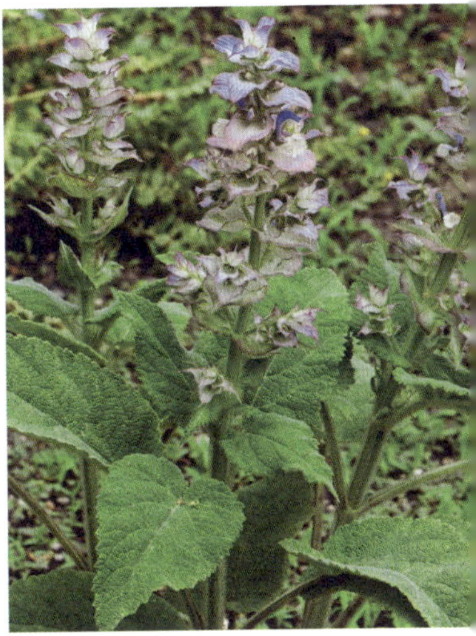

Muskatellersalbei

Salatbeigabe oder gegart verwendet werden. Muskatellersalbei enthält im Gegensatz zum Gartensalbei keinerlei Thujone und wird daher gern in ätherischen Ölen für den inneren Gebrauch verwendet.[28] Aus 100 Kilogramm Blütenständen und Triebspitzen gewinnt man 800 Gramm klares ätherisches Muskatellersalbeiöl *Oleum salviae sclareae*.

Der Muskatellersalbei wird in Israel häufig zur Behandlung von Diabetes mellitus eingesetzt, weil er – wie auch der Gartensalbei – blutzuckersenkende Eigenschaften aufweist.[29] Das ätherische Öl entspannt, wenn es auf die Handgelenke oder die Schläfen gerieben wird. Verantwortlich für die entspannende Wirkung auf die Nerven ist Linalylacetat. »Neulinge der Aromatherapie reagieren allerdings mitunter auch mit Überdrehtheit, Kichern und leichter Euphorie.«[30] Wegen der stimmungsaufhellenden Wirkung wird das ätherische Öl bei depressiven Verstimmungen eingesetzt und soll eine leicht erotisierende und fantasieanregende Wirkung haben. In der Aromatherapie ist das Haupteinsatzgebiet die Behandlung von stressbedingten Krankheiten.

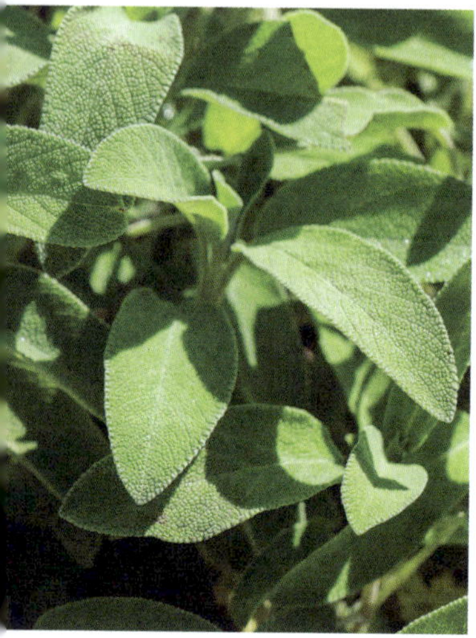

Spanischer Salbei

Spanischer Salbei

Der Spanische Salbei heißt mit seinem lateinischen Namen *Salvia lavandulifolia* und ist dem Gartensalbei ähnlich, nur dass die Blütenstände fast haarlos sind und die Pflanzen nur 30 Zentimeter hoch werden. Die Blätter sind 5 Zentimeter lang und haben einen angenehmen Duft nach Kampfer und Rosmarin, wenn man sie zerdrückt. Die Blüten gehen im Frühsommer auf und haben eine purpurblaue Farbe. Der Spanische Salbei ist in Spanien, Südwest-Frankreich und im Balkan beheimatet. Die Blätter werden für Tee genutzt, für ätherische Öle der Parfümindustrie und für die geschmackliche Verbesserung von Lebensmitteln. Wie der Gartensalbei ist auch der Spanische Salbei in der Volksmedizin beliebt bei Verdauungsproblemen, nervlicher Anspannung, Menstruationsbeschwerden und depressiven Verstimmungen.

Rotwurzelsalbei

Eine besondere heilkräftige Salbeisorte ist der Rotwurzelsalbei *Salvia miltiorrhiza*, der, in China heimisch, Bestandteil der Traditionellen Chinesischen Medizin ist und dort auch für medizinische Zwecke im großen

Stil gezüchtet wird. Auch bei uns wird er seit ein paar Jahren versuchsweise und mit gutem Erfolg angebaut. In der TCM wird Rotwurzelsalbei/»Don Shen« seit mehr als 3000 Jahren zur Blutreinigung genutzt[31] und gehört zu den Mitteln der ersten Wahl, wenn es um die langfristige Behandlung von Angina pectoris geht.[32] Studien zeigen, dass die Durchblutung der Herzmuskeln verbessert wird. Die heilkräftigen Wurzeln werden auch zur Therapie von Herzinfarktpatienten sowie zur Vorbeugung von schweren Herzerkrankungen eingesetzt.

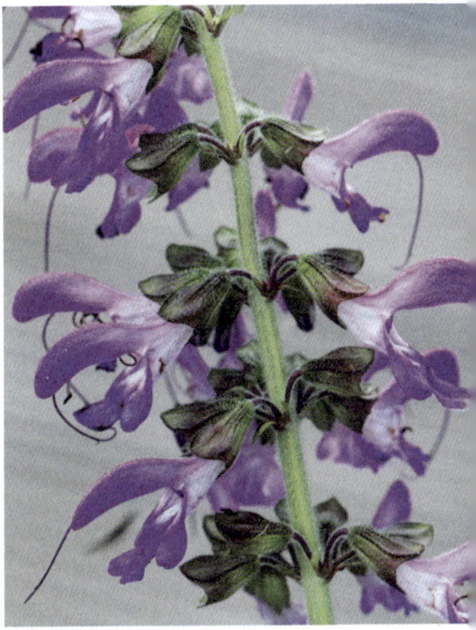

Rotwurzelsalbei

Auch bei hohem Blutdruck und Menstruationsbeschwerden hilft »Don Shen«, er beruhigt die Nerven und unterstützt äußerlich bei Entzündungen der Haut. Auch bei Schlaflosigkeit, Diabetes, zur Stärkung des Immunsystems, gegen pathogene Bakterien, bei Verdauungsstörungen, als Beruhigungsmittel und zur Steigerung von Qi, der Lebensenergie, wird er verwendet.

Nicht nur zum Gartensalbei, sondern auch zum Rotwurzelsalbei gibt es mittlerweile viele Studien, welche die Wirkungen belegen. So konnte die Sterblichkeitsrate nach einem Herzinfarkt mit »Don Shen« signifikant verringert werden; auch bei Verwirrtheitszuständen von Älteren aufgrund von Arteriosklerose im Gehirn zeigte sich Besserung.[33]

INFO

WEITERE SORTEN OHNE BESONDERE HEILWIRKUNG

Es gibt ferner noch den halb winterharten Ananassalbei *Salvia elegans*, den Fruchtsalbei *Salvia dorsiana* aus Honduras und den Blut- oder Scharlachroten Salbei *Salvia coccinea*, ursprünglich aus den Tropen. Sie alle haben keine besonderen Heilwirkungen, sind aber schöne Zierpflanzen sowie schmackhaft im Verzehr und geben vielen Speisen ein exotisches Flair. Einige Rezepte mit Ananassalbei habe ich im Rezeptteil dieses Buches aufgeführt (siehe Seite 122 ff.). Sie blühen alle sehr spät, und wenn man Pech hat, blüht der extreme Spätblüher Ananassalbei erst im Dezember und Januar, wenn keine Bestäuber mehr unterwegs sind. Der Frost macht dann oft den schönen Blüten und manchmal auch der ganzen Pflanze den Garaus.

Ananassalbei

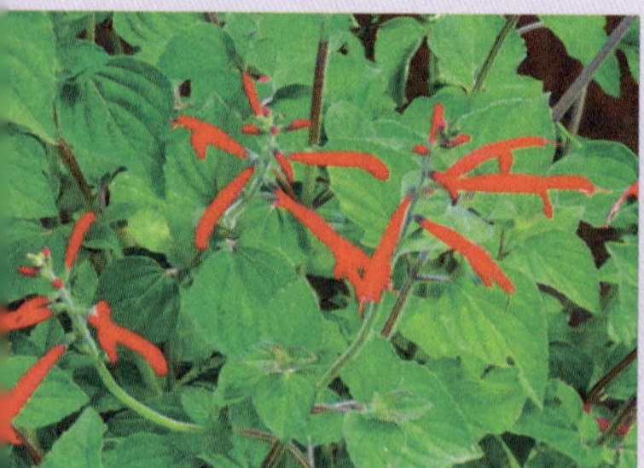

Blut- oder Scharlachroter Salbei

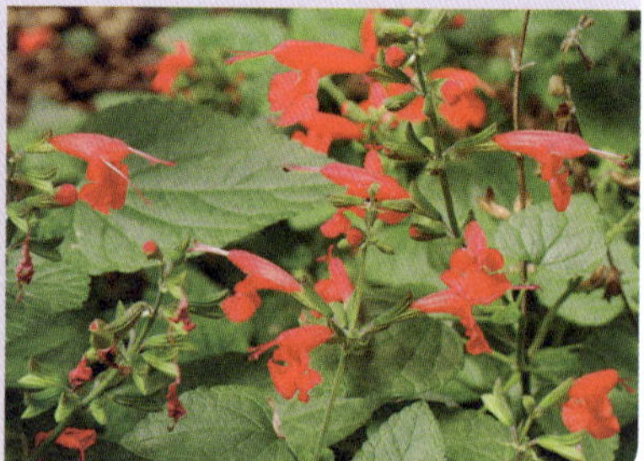

Salbeianbau zu Hause

Kurz vor und während der Blüte im Juni und Juli weisen die Blätter den höchsten Gehalt an ätherischem Öl auf, in der abblühenden Pflanze nimmt die Konzentration an ätherischem Öl sukzessive ab. In den Triebspitzen und Blättern der mittleren Strauchregion ist mehr ätherisches Öl enthalten als in den Basalblättern, und die Stängel enthalten fast kein ätherisches Öl.

Sie können sich Salbeisamen im Versand zum Beispiel bei Rühlemann, Bornträger oder Kiepenkerl bestellen und zu Hause in Töpfen vorkeimen (dazu mit etwa 1 Zentimeter Erde bedecken). Die Keimtemperatur beginnt ab 10 °C. Wenn Sie Samen ins Beet säen wollen, ist die Zeitspanne zwischen Ende April bis Anfang Mai ideal. Der Keimprozess kann bis zu vier Wochen dauern. Der Pflanzabstand im Beet sollte 40 Zentimeter betragen.

Warten Sie mit dem Auspflanzen, bis die Eisheiligen vorbei sind. Schon vorher können Sie die Pflänzchen akklimatisieren, indem Sie sie in Töpfen tagsüber raus- und abends wieder reinstellen. Der Standort sollte sonnig oder halbschattig und vor allem windstill sein.

Statt Pflanzen auszusäen, können Sie Jungpflanzen aus Stecklingen gewinnen. Stecklinge sind 5 Zentimeter lange Triebspitzen, die Sie im Mai von einem voll ausgebildeten Salbeistrauch abschneiden. Setzen Sie den Steckling in einen Pflanztopf, der mit einem Sand-Kom-

post-Gemisch oder Sand-Blumenerde-Gemisch befüllt ist. Nach etwa 3 bis 4 Wochen haben sich Wurzeln ausgebildet.
Sie können sich als dritte Möglichkeit natürlich einfach preiswerte Pflanzen im Gartencenter oder Supermarkt oder Biomarkt kaufen und nach draußen pflanzen. Die Jugendentwicklung dauert recht lange, und Sie sollten die Umgebung unkrautarm halten.

INFO

BIENENWEIDE

Vor allem in der Türkei wird Salbei als Bienenweide für Honigbienen angepflanzt. Der Ertrag beträgt mehr als 600 Kilogramm pro Hektar und übertrifft damit andere Bienenweide-Pflanzen wie Raps. Auch viele Schmetterlingsarten lieben Salbei.

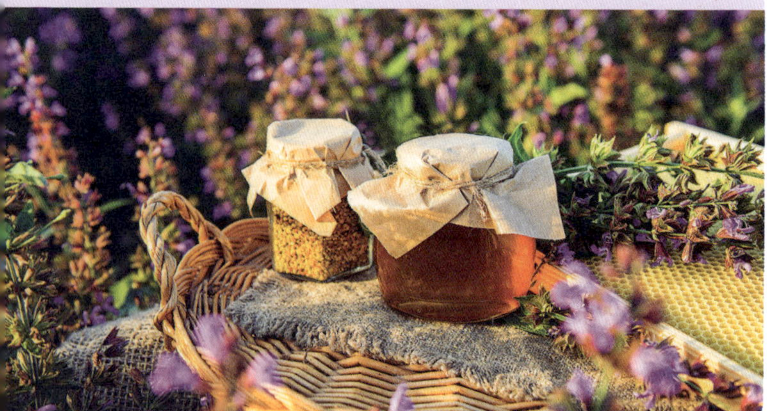

Im ersten Jahr können Sie die Pflanze einmal beernten, ab dem zweiten Standjahr einmal im Juni/Juli und dann noch einmal im September. Ab dem zweiten Standjahr schneiden Sie die Sträucher außerdem im Frühjahr auf 10–15 Zentimeter zurück, was die Ausbildung junger Triebe mit hohem Gehalt an ätherischen Ölen fördert. Ab dem vierten Standjahr verholzt der Busch und produziert weniger ätherische Öle und sollte durch Jungpflanzen ersetzt werden, die Sie aus Stecklingen selbst ziehen können.

Salbei liebt kalkhaltiges und basenreiches Gesteinsmehl, das Sie im Gartencenter bekommen. Sie sollten daher auch einen basenüberschüssigen Biodünger bevorzugen. Grün-Düngung, Kompost oder Pferdemist werden als Nährstoffquelle gut ausgenutzt.

In der Jugendentwicklung zeigt der Salbei einen hohen Wasserbedarf, ansonsten ist er an warme und trockene Klimazonen gut angepasst und zählt in unseren Breiten zu den Klimawandel-Gewinnern. Bei starker Trockenheit sollten die Jungpflanzen bewässert werden. Von Krankheiten und Schädlingen wird der Echte Salbei verhältnismäßig wenig heimgesucht. Blattläuse oder Schmetterlingsraupen treten in der Regel nur vereinzelt auf, und auch Pilzbefall ist selten.

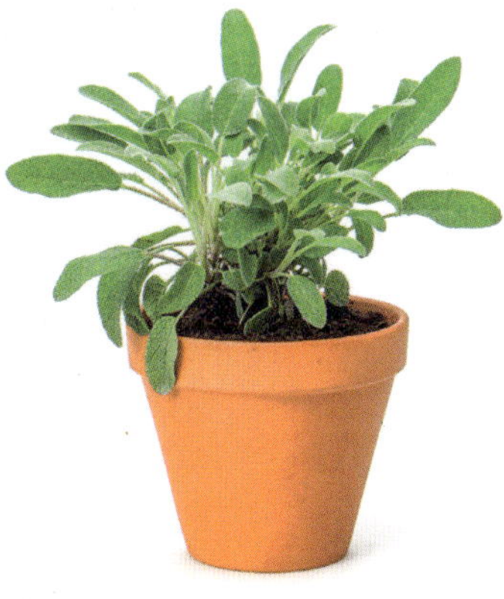

TIPP

Nicht alle Salbeisorten sind winterhart. Ich habe meinen Ananassalbei in einen großen Blumentopf gepflanzt, den ich im Winter wie meinen Oleander in der Waschküche überwintere, da ich weder Wintergarten noch Gewächshaus besitze. Das ist auch eine gute Idee für den tropischen Frucht- und Blutsalbei.

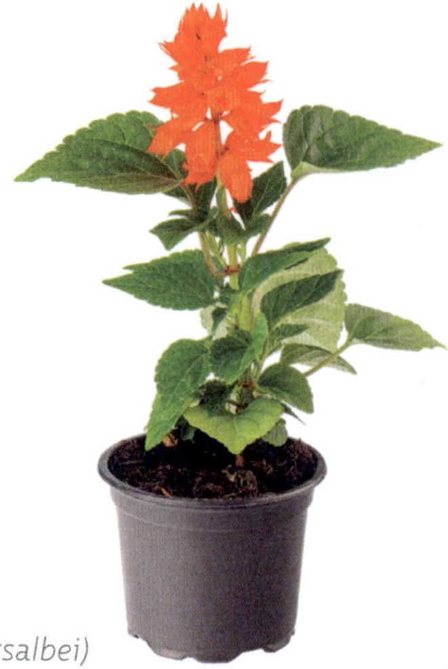

Salvia coccinea (Blutsalbei)

Die Ernte

Beim Echten Salbei wird das Kraut oberhalb der verholzten Teile des Strauches geerntet, die Schnitthöhe beträgt etwa 15 Zentimeter vom Erdboden. Der einzige Schnitt im ersten Jahr sollte spätestens im August erfolgen, um den Pflanzen eine ausreichende Vorwinterentwicklung zu gönnen. Ein zu später Schnitt im Herbst beeinflusst den Aufwuchs im Folgejahr ungünstig. Lassen Sie genügend Blüten als Insektenweide stehen.
Nach vier Jahren ist die produktive Phase der Pflanze vorbei, und sie wird durch eine Jungpflanze gern an

anderer Stelle im Garten ersetzt. Ich habe mir vorher Stecklinge zur Vermehrung abgenommen und verwende die Wurzeln der Altpflanze, um eine heilkräftige Salbeitinktur herzustellen.
Zur Ernte sind die Nachmittagsstunden eines sonnigen Tages ein günstiger Zeitpunkt. Dann ist der Gehalt an ätherischen Ölen am höchsten. Schneiden Sie Zweige mit Blättern kurz vor der Blüte mit noch unverholzten Triebspitzen, wodurch die Verzweigung und Bildung neuer Triebe gefördert wird. Die Blüten pflückt man natürlich zur Blütezeit und lässt einige als Bienenweide stehen.
Zupfen Sie die Blätter von den Stielen ab – die Stiele enthalten keine Heilstoffe –, und trocknen Sie sie zügig am besten in einem Dörrgerät zwischen 35 und 40 °C. Wenn Sie bei höheren Temperaturen trocknen, treten Verluste an ätherischem Öl auf. Natürlich können Sie die Blätter auch frisch verwenden.
Die Teedroge ist fertig zum Aufbewahren, wenn die getrockneten Blätter sich zwischen den Fingern zerbröseln lassen und knistern. Das Eintrocknungsverhältnis der Blattdroge im Vergleich zu frischen Blättern beträgt im Durchschnitt 1:4 (80 Prozent der Feuchtigkeit wird beim Trocknen entzogen). Das vorherige Abtrennen von Stängelteilen verkürzt die Trocknungszeit. Die getrockneten Blätter können Sie lichtgeschützt in Einmachgläsern im Schrank oder in Papiertüten für mindestens ein Jahr lagern.

Salbei in der Landwirtschaft

EXTRA

Salbeianbau – eine Nische für Biobauern

Die Nachfrage nach Salbei wächst. Immer mehr Menschen wünschen sich eine natürliche und nebenwirkungsarme Gesundheitsprophylaxe und Therapie. Der Selbstversorgungsgrad über alle Kräuter hinweg liegt in Deutschland erst bei 15 Prozent, Heilkräuteranbau ist also eine noch kleine Nische für Spezialisten, und doch nehmen sich einige, darunter besonders die Firma Bombastus in Sachsen, dieser wichtigen Aufgabe in Sachen Salbei an.

Mit knapp 7000 Hektar ist die Anbaufläche für Arznei- und Küchenkräuter in Deutschland noch überschaubar, Blattkräuter aus dem Öko-Anbau schneiden aber besonders gut ab. Bei Blattkräutern wie Salbei sind ganz besondere Trocknungsanlagen notwendig. Bauern schließen sich deshalb zusammen – wie beispielsweise in der Erzeugergemeinschaft »Agrimed Hessen«, der »Erzeu-

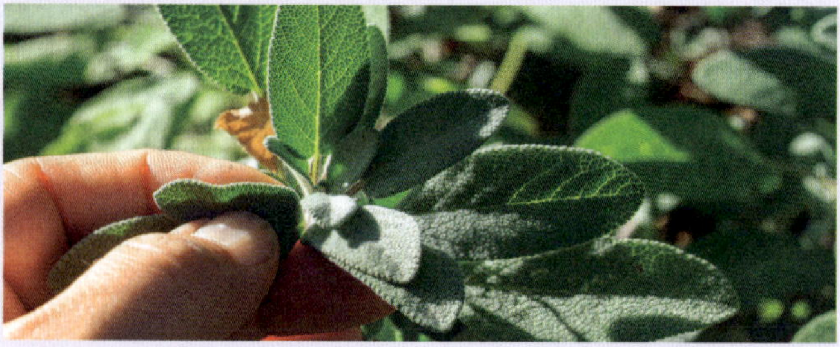

gergemeinschaft Pfalzkräuter« (EZG) oder »Saluplanta« –, um die Kosten zu minimieren. Für Neulinge unter den Biobauern: Unter www.saluplanta.de finden Sie ein fünfbändiges Handbuch über den Arznei- und Gewürzpflanzenanbau, an dem 120 Autoren mitarbeiten.

Alternative zu Agrargiften

Es gibt im Land- und Gartenbau unzählige fälschlich als »Pflanzenschutzmittel« bezeichnete Substanzen, eigentlich Giftstoffe, die eine große Anzahl von Tier- und Pflanzenarten wie Fluginsekten töten und insektenfressenden Vögeln die Nahrungsgrundlage rauben, sich im Boden, in den Gewässern und unseren Lebensmitteln wiederfinden und so unsere Gesundheit und die biologische Vielfalt massiv gefährden. Die biologische Vielfalt ist unsere Lebensgrundlage, wir sind ein Teil des ökologischen Netzes. Zerstörerisch wirken Fungizide gegen Pilze, Insektizide gegen Schadinsekten und Herbizide gegen »Unkräuter«. Salbeiextrakte helfen selektiv gegen Pilz-, Bakterien- und Insektenbefall, und – Gartenbesitzer aufgehorcht! – sie sollen sogar Beete vor Nacktschnecken schützen, wenn man Salbeipflanzen um sie herum anpflanzt. Insekten werden einfach vom Salbeigeruch vertrieben. »Salbei kann im Rahmen der Sicherung der Ernährungsgrundlage als Pulver oder verschiedenartige Extrakte für Pflanzen, die sich gerade entwickeln, bis zum Schutz des Erntegutes genutzt werden als Beitrag für eine nachhaltigere Landwirtschaft.«[34]

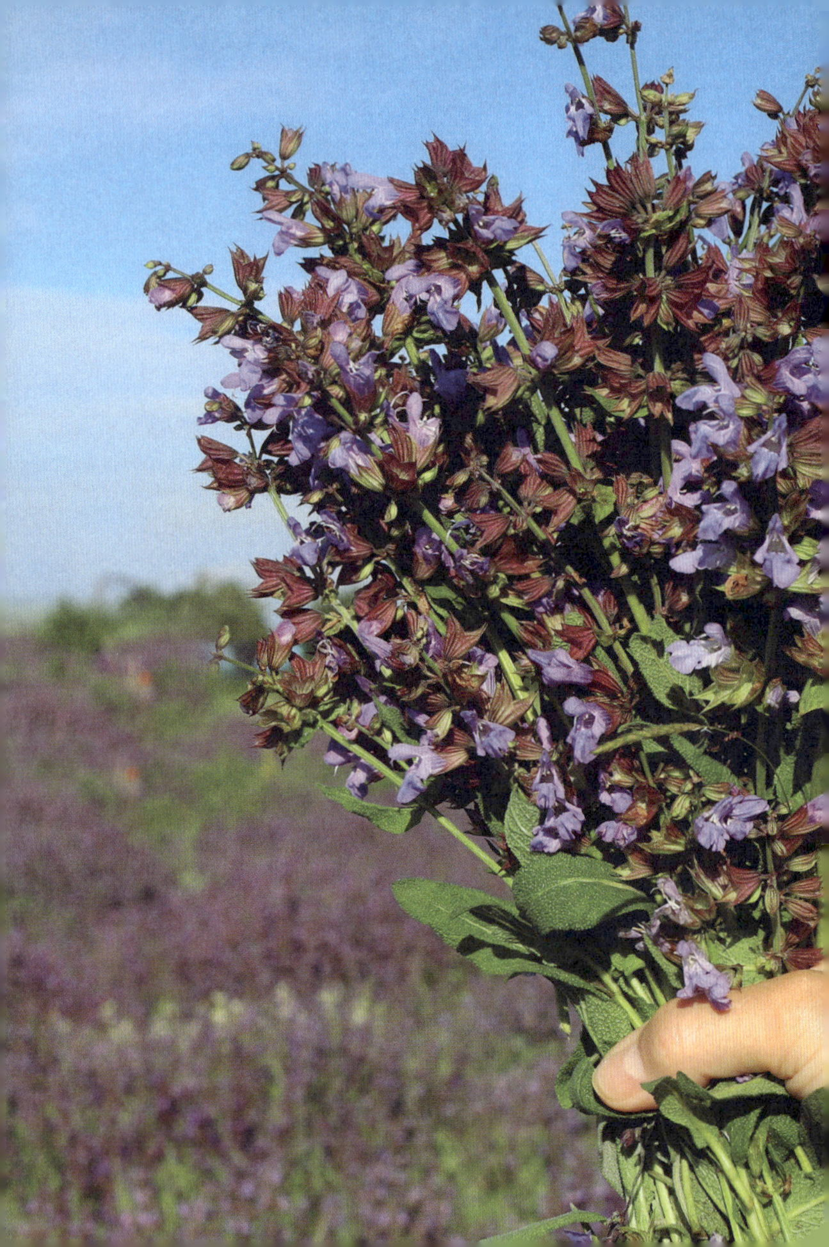

Ein wahrer Medizinschrank der Natur

Salbei ist eine der vielseitigsten Heilpflanzen, die es gibt, und wirkt sogar ganzheitlich, also auf Körper, Seele und Geist. Er klärt die Gedanken und hellt das Gemüt auf.

Wertvolle Inhaltsstoffe

Bisher hat man die unglaubliche Anzahl von 160 medizinisch wirksamen Inhaltsstoffen in Salbei identifiziert, die allermeisten davon gehören zu den bioaktiven Substanzen oder Polyphenolen, die Salbei zum Antioxidantien-Star unter den Heilpflanzen machen. Wussten Sie, dass Salbeitee das Doppelte an antioxidativer Power hat wie das synthetische Antioxidans Trolox – eine Referenzgröße für das antioxidative Potenzial von Lebensmitteln?[35] *Salvia officinalis* ist die polyphenolreichste Pflanze Europas! Seien Sie sich bitte bewusst, dass das Ganze mehr ist als die Summe der Teile und die gesundheitlich wirksamen Bestandteile von Heilpflanzen synergetisch – sich gegenseitig unterstützend – zusammenwirken. Nehmen Sie Salbei also möglichst als Ganzes zu sich. Das Gute am Salbei ist: Er begleitet uns schon seit Hunderten von Jahren als Heilpflanze und Gewürz, sodass wir genetisch bestens an ihn angepasst sind.

Besonders die TCM verwendet die Wurzel des Rotwurzelsalbeis.

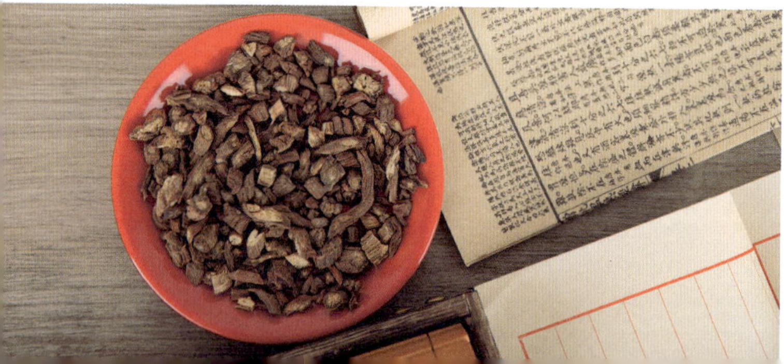

INFO

DIE NÄHRSTOFFE VON SALBEI BEIM BLATTPULVER PRO 100 GRAMM[36]

- Energie 315 Kilokalorien
- Protein 10,63 g
- Fettsäuren 12,75 g
- Ballaststoffe 40,3 g
- Kohlenhydrate 60,73 g
- Vitamin C 32,4 g
- Vitamin E 7,48 mg
- Vitamin B_1 0,11 mg
- Vitamin B_3 1,2 mg
- Vitamin B_6 2,69 mg
- Antioxidative Aktivität (ORAC) 119,929 µ TEAC (Trolox Equivalent Antioxidative Capacity)
- Gesamtgehalt an Polyphenolen 4,520 mg Gallensäure-Äquivalent GAE

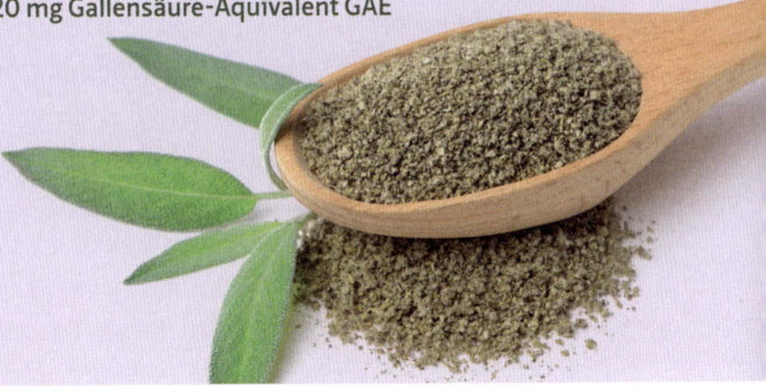

Vitamine und Mineralstoffe

100 Gramm Salbei enthalten 0,11 Milligramm Thiamin (Vitamin B_1), wichtig für Nerven, Herzmuskel, Darm und Kohlenhydratstoffwechsel. Bei einem Mangel an Thiamin leiden die Betroffenen an Konzentrationsstörungen, Stimmungsschwankungen, Müdigkeit und Herzfunktionsstörungen.
1,2 Milligramm Niacin stecken in 100 Gramm Salbei. Ein Mangel kann zu nervösen Störungen, Schwindel sowie Haut- und Schleimhautveränderungen führen.
Mit 600 Milligramm Calcium pro 100 Gramm gehört Salbei zu den calciumreichsten Pflanzen überhaupt. Nur Thymian weist mit 630 Milligramm noch eine leicht höhere Konzentration dieses wichtigen Mineralstoffs auf. Calcium sorgt für gesunde Knochen und Zähne und für eine gute Weiterleitung von Nervenimpulsen. Es beugt Parodontose vor und ist notwendig für gesunde Muskeln.
Mit 200 Milligramm Magnesium pro 100 Gramm ist Salbei außerdem eine gute Magnesiumquelle. Magnesium gilt als Entspannungsmineral, ist wichtig für die Zellatmung, die Reizleitung zwischen Nerven und Muskeln und für die Aktivierung zahlreicher Enzyme. Ein Magnesiummangel ist aufgrund von ausgelaugten Böden verbreitet und fördert die Entstehung von Allergien, Herzfunktionsstörungen und Muskelkrämpfen. Salbei enthält 8 Milligramm Eisen pro 100 Gramm.

Der Tagesbedarf liegt nur bei 12 Milligramm. Bei Frauen in der fruchtbaren Phase liegt oft ein Eisenmangel vor. Symptome sind Antriebsschwäche, Haarausfall oder Hautveränderungen.
Da im Salbei relativ viel Zink enthalten ist, 0,8 Milligramm pro 100 Gramm, wird das Eisen besonders gut aufgenommen. Zink ist wichtig für unser Immun- und Enzymsystem und ist an zahlreichen Stoffwechselprozessen beteiligt.
Außerdem enthält Salbei 0,5 Milligramm Mangan pro 100 Gramm. Mangan baut im Körper Bindegewebe auf und ist der Grundstoff für Botenstoffe wie Dopamin.
Salbei hat 315 Kilokalorien pro 100 Gramm, macht aber keineswegs dick, sondern feuert den Stoffwechsel durch seine Bitterstoffe an.

Bioaktive Substanzen

Salbei ist ein Füllhorn an bioaktiven Substanzen mit antioxidativer Wirkung. Unter dem Begriff bioaktive Substanzen werden alle gesundheitsfördernden Stoffe in Lebensmitteln zusammengefasst, die nicht als Nährstoffe, das heißt zum Aufbau von Körpersubstanz, dienen. Dazu zählen Ballaststoffe und sekundäre Pflanzenstoffe.
Neben den ätherischen Ölen mit den Hauptbestandteilen Thujon, Kampfer, Cineol und Borneol sind auch nicht flüchtige Inhaltsstoffe von besonderer therapeutischer

Bedeutung wie die Polyphenole Rosmarinsäure und Carnosol/Carnosolsäure (Salvin), Apigenin und Luteolin, die Triterpenoide Ursolsäure und Oleanolsäure sowie verschiedene Gerbstoffe. Die Carnosolsäure findet sich vor allem in der Frischpflanze, während sie bei Trocknung durch Antioxidantien in das bitter schmeckende Carnosol umgewandelt wird.
Alle genannten Stoffe dienen als potente Fänger freier Radikaler und machen einen gesundheitsgefährdenden Überschuss dieser aggressiven, reaktionsfreudigen Sauerstoffmoleküle unschädlich. Freie Radikale sind instabile Elektronen, welche bei zu hoher Konzentration bzw. bei oxidativem Stress Zellschädigungen verursachen und in der Folge Krankheiten wie Diabetes, Herz-Kreislauf-Erkrankungen, Arteriosklerose (auch im Gehirn) und Krebs verursachen können. Ein Überschuss an freien Radikalen kann durch falsche Ernährung, Umweltbelastungen und auch chronischen Stress entstehen. Antioxidantien sind die Gegenspieler. Sie haben zum Beispiel eine krebs- und entzündungshemmende Wirkung und verlangsamen degenerative Prozesse im Gehirn wie bei Demenz und Alzheimer. Salbeitee entfaltet ein doppelt so hohes antioxidatives Potenzial wie der für seine Antioxidantien bekannte Grüntee und ein dreimal so hohes wie Schwarztee.[37]
Polyphenole beugen Krebs vor, unterdrücken krank machende Bakterien, Viren und Pilze, verhindern schädliche Oxidation, beugen Blutgerinnseln vor, stärken das

Abwehrsystem, hemmen Entzündungen, regulieren den Blutdruck und normalisieren den Blutzuckerspiegel.[38] Terpene in Salbei beugen ebenfalls Krebs vor, dasselbe bewirken die Phytoöstrogene, die zusätzlich antioxidativ wirken.

Die größte antioxidative Wirkung haben in Salbei Rosmarinsäure und Carnosol/Carnosolsäure, gefolgt von Kaffeesäure, Rosmanol, Rosmadial, Genkwanin und Cirsimaritin.[39] Kaffeesäure in Salbei kann die Oxidation von Fetten in Zellwänden und von LDL-Cholesterin verhindern und beugt so dem Herzinfarkt vor.[40] Die Flavonoide in Salbei stärken das Immunsystem, und Cirsimaritin hat darüber hinaus eine antibiotische und antidiabetische Wirkung. Das Flavonoid Quercetin schützt am stärksten vor Krebs, aber auch die Phytoöstrogene in Salbei halten Tumorwachstum in Grenzen und beugen gleichzeitig hormonell bedingten Krebsarten wie Brust-, Gebärmutter- und Prostatakrebs vor. Flavonoide sorgen für dünnflüssiges Blut, beugen Schäden durch freie Radikale vor und bieten damit einen doppelten Schutz vor Herz-Kreislauf-Erkrankungen.[41] Auch die Triterpene in Salbei, ebenfalls bioaktive Substanzen wie Ursolsäure und Oleanolsäure, bremsen Entzündungen aus und hemmen die Tumorentwicklung.

Die ätherischen Öle bestehen vor allem aus Kampfer, Cineol und Thujon und kommen im ätherischen Salbeiöl zur Wirkung. Alle haben eine starke antioxidative Wirkung gegenüber Viren und sind entzündungs- und schmerzhemmend.[42] Kampfer wirkt außerdem durchblutungsfördernd und wird daher bei rheumatischen Schüben äußerlich eingesetzt. Cineol gilt als natürliches Antiseptikum und wirkt schleimverflüssigend. Es hilft besonders bei Husten und Erkältungen, weil es das Abhusten erleichtert. Thujon wirkt antibakteriell, entzündungshemmend und schmerzstillend. Die ätherischen Öle in Salbei sowie seine Flavonoide wirken blutdrucksenkend und regen den Gallenfluss an. In großen Mengen wirken Thujon und Kampfer giftig, diese Wirkung kann aber bei normaler Anwendung nicht erreicht werden.[43] Die ganze Pflanze und ihre Extrakte haben auch bei höheren Dosierungen kaum ein Nebenwirkungsrisiko.[44]

Der bittere Geschmack des Salbeis wird hauptsächlich durch den Bitterstoff Salvin hervorgerufen, ein sogenanntes Diterpen, von Wissenschaftlern auch Carnosolsäure genannt. Salvin ist nur bedingt wasserlöslich, daher schmeckt Salbeitee nicht besonders bitter. Aber es lässt sich durch Alkohol lösen und tritt dann in hoher Konzentration auf; Salbeitinkturen zählen daher zum Bittersten, was die Heilpflanzenkunde zu bieten hat. Bitterstoffe optimieren die Verdauung, regenerieren die Darmflora, stärken die Bauchspeicheldrüse und fördern den Appetit. Sie senken erhöhte Blutfettwerte und hemmen den Fettabbau im Körper, wodurch weniger Fettbestandteile ins Blut gelangen. Durch die Anregung des Gallenflusses wird mehr Cholesterin verbraucht, das

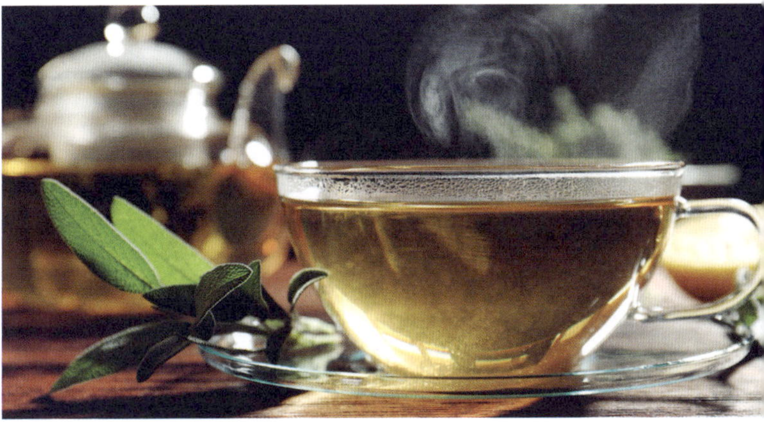

Salbeitee: gesund und wohlschmeckend

ein Baustein der Gallensäuren ist.[45] Wir haben Bitterstoffe aus Geschmacksgründen aus der Nahrung herausgezüchtet, sie sind aber für eine optimale Verdauung unabdingbar. Weitere gute Bitterstoffquellen neben Salbei sind übrigens Löwenzahn, Brennnessel, Wegwarte und Artischocke. Auch daraus lassen sich Tees und Tinkturen zubereiten. Das Salvin in Salbei wirkt darüber hinaus antibiotisch; es greift in die RNS (Ribonukleinsäure)-Synthese von pathogenen Bakterien wie *Staphylococcus aureus*, *Escherichia coli* und *Shigella dysenteriae* (Letztere sind Verursacher von Durchfallerkrankungen) ein und blockiert deren Regeneration und Vermehrung.[46] Viele andere antibiotisch wirkende Substanzen im Salbei sind aber gut wasserlöslich, sodass man auch Salbeitee als wirksames Antibiotikum betrachten kann.

Salbei steckt voller Gerbstoffe, den sogenannten Labiatengerbstoffen. Der wichtigste davon ist das Polyphenol Rosmarinsäure. Chemisch gesehen handelt es sich um das Ester der Kaffeesäure. Ester bilden eine Stoffgruppe, die durch die Reaktion einer Säure und eines Phenols unter Abspaltung von Wasser entstehen. Rosmarinsäure wirkt entzündungshemmend, desinfizierend und fördert die Wundheilung. Rosmarinsäure wirkt deshalb schmerzhemmend, weil sie die Arbeit von bestimmten Enzymen, die an der physiologischen Schmerzentstehung beteiligt sind, blockiert.[47] Gerbstoffe sind auch der Grund, warum Salbei in Kosmetika besonders empfindliche und zu Unreinheiten neigende Haut vor Umwelteinflüssen schützt.[48]

Salbei ist eine der wichtigsten traditionellen Heilpflanzen Europas wegen seiner bedeutenden und vielseitigen Heilwirkungen. Die Europäische Arzneimittelagentur EMA – European Medicines Agency – hat Salbei 2021 als pflanzliches Medizinprodukt für Mund- und Halskrankheiten, Hauterkrankungen, kleinere Wunden und Magen-Darm-Erkrankungen anerkannt.[49] Dies ist in meinen Augen erfreulich, aber nur ein kleiner Ausschnitt der tatsächlichen Bandbreite der Indikationen.

Bisher sind allein mehr als 150 Polyphenole und Terpene, bioaktive Stoffe mit antioxidativer Wirkung, in Salbei identifiziert worden.[50] Die Antioxidantien in Salbei wirken antibiotisch gegen grampositive und gramnegative Bakterien, antimykotisch gegen pathogene Pilze, schützen das Gehirn vor degenerativen Prozessen, hemmen die Krebsentwicklung, reduzieren Arteriosklerose als Vorbedingung für Bluthochdruck und Herz-Kreislauf-Erkrankungen, senken zu hohe Blutfettwerte, hemmen entzündliche Prozesse, verbessern das Gedächtnis, wirken gegen Parasiten, schützen das LDL-Cholesterin vor Oxidation, wirken antiviral zum Beispiel gegen Herpes-simplex- und Corona-Viren sowie antidiabetisch und stärken insgesamt das Immunsystem.

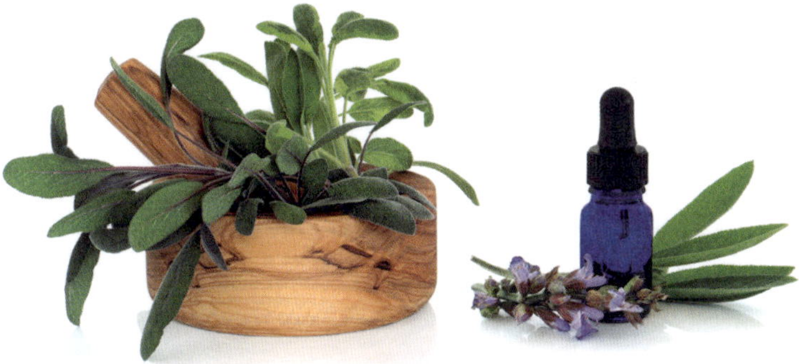

Im Folgenden werde ich einige der Themen ausführlich besprechen, für die Salbei und seine Inhaltsstoffe besonders hilfreich sind. Im Kapitel »Heilanwendungen bei häufigen Beschwerden« (ab Seite 75 ff.) finden Sie dann einen Überblick über wichtige Einsatzgebiete.

Wirkung auf Körper und Geist

Salbei ist ein Tausendsassa, was seine Heilwirkungen betrifft, man könnte auch von einer »Hausapotheke für alle Zwecke« sprechen mit den verschiedensten Funktionen. Gegen alles ist ein Kraut gewachsen, so scheint es.

Aktiv gegen Viren, Pilze und Bakterien

Antibiotika haben Nebenwirkungen, sie bringen zum Beispiel die Darmflora durcheinander und können das Immunsystem schwächen. Immer mehr Bakterien bilden Resistenzen aus, das heißt, die Waffe Antibiotikum ist stumpf geworden gegen die Erreger. Besonders gefürchtet sind multiresistente Krankenhauskeime (MRSA), die gegen Antibiotika immun geworden sind und gegen die noch nicht mal mehr die sogenannten Reserveantibiotika etwas ausrichten können. Auch Viren sind ein schwieriges Thema, was gerade die Corona-Pandemie gezeigt hat. Nicht gegen alle Varianten helfen Impfungen, und auch Impfungen können Nebenwirkungen haben.

Eine Studie der antibakteriellen Aktivitäten von Salbeiöl ergab, dass es gegen pathogene Bakterien eine bessere Effizienz aufweist als Antibiotika, ohne die Darmflora zu schädigen oder andere unerwünschte Begleiterscheinungen hervorzurufen.[51] Salbei wird erfolgreich als natürliches Antibiotikum bei Halsschmerzen, Laryngitis, Halsgeschwüren und Mandelentzündung eingesetzt.[52] Die antibakterielle Wirkung von Salbei ist vor allem auf seine zahlreichen bioaktiven Substanzen zurückzuführen wie Thujone, Kampfer, Carvacrol und Cineol.

Ein Salbeiextrakt war gegen grampositive und gramnegative Bakterien wirksam wie *Staphylococcus epidermis, Staphylococcus aureus, Escherichia coli, Bacillus cereus, Bacillus subtilis, Enterococcus faecalis, Listeria monocytogenes, Klebsiella pneumonia, Salmonella typhi* und viele andere.[53] Salbeiöl zeigte die stärkste Wirkung gegenüber *Staphylococcus aureus*, gefolgt von *Escherichia coli*. Sowohl das Öl als auch ein Ethanolextrakt waren wirksam.

INFO

GESUNDE ZÄHNE

Salbei wird seit Jahrtausenden zur Mundhygiene als Prophylaxe verwendet, aber auch, um akute Zahnfleischentzündungen und Karies zu behandeln. Studien zeigen, dass Salbei einen keimhemmenden Effekt hat auf Bakterien wie *Streptococcus mutans, Lactobacillus rhamnosus* und *Actinomyces viscosus*, welche Karies verursachen.[54] Ich empfehle daher als Kariesprophylaxe Zahnpasta auf Salbeibasis (gekauft oder selbst gemacht – einfach 1 Tropfen Salbeiöl pro Portion Zahnpasta) und die Spülung mit Salbei-Mundwasser (Bombastus).

Salbei hat nicht nur eine antibakterielle Wirkung, sondern auch gegen Viren und Pilze. Die Wirkung gegen Herpes-simplex-Viren ist gut erforscht, es gibt in der Apotheke ein Präparat auf Salbeibasis bei Lippenherpes. Salbei zeigte sich genauso erfolgreich in der Behandlung von Herpes simplex wie Acyclovir bzw. Zovirax.[55]
Viruserkrankungen bleiben ein weltweit wichtiges Thema. Zahlreiche Pflanzen wurden schon im Laborversuch getestet, ob sie antivirale Wirkungen entfalten. Salbeiöl erwies sich wirksam zur Hemmung der Vervielfältigung von SARS-CoV und auch beim Virus HSV-1, einem weiteren DNA-Virus.[56] Auch gegen Hepatitis B und Influenzaviren zeigte sich Salbei wirksam.[57] Ebenso gegen den HIV-1-Virus.[58] Viele Inhaltsstoffe von Salbei wie Diterpene, Pinene, Kampfer, Borneol, Flavonoide, Tannine und Kaffeesäure sind bekannt für ihre antivirale Wirkung.

Das Thema »Pilze« wird in der Schulmedizin vernachlässigt, der Darmpilz *Candida albicans* kann zum Beispiel durch seine giftigen Stoffwechselausscheidungen gravierende organische Schäden verursachen. Daher überlegen sich Forscher, welche altbewährten Heilpflanzen eine Wirkung entfalten mit weniger Nebenwirkungen und ohne die Gefahr der Resistenzenbildung.
Gegen *Candida albicans* war Salbei in verschiedenen Konzentrationen äußerst wirksam und zwar doppelt so stark wie das dafür eingesetzte Fungizid Nystatin,[59]

und zeigte auch gegen den Vaginal-Pilz *Candida albicans* bei einer Candida-Vaginitis eine sehr gute Wirkung.[60]

Salbei wird aufgrund seines antioxidativen Potenzials auch in der Lebensmittelindustrie zum Haltbarmachen von Lebensmitteln eingesetzt. Schon die alten Römer haben Käse, Fleisch und Fisch in Salbeiblätter gewickelt, um sie vor schnellem Verderben zu bewahren. »Seine antioxidative Kapazität ist größer als die von synthetischen Antioxidantien, ohne die Nebenwirkungen dieser Stoffe.«[61] Zur gesundheitlich unbedenklichen Konservierung von Lebensmitteln. wird Salbei sicherlich in Zukunft noch mehr genutzt werden.

TIPP

Als Schutz vor Bakterien, Pilzen und Viren empfehle ich, öfters Salbeitee zu trinken, ein Mundwasser auf Salbeibasis (beispielsweise von der Firma Bombastus) zu benutzen, bei Vaginalpilz Salbeispülungen zu machen und bei Erkältungsgefahr Salbeibonbons zu lutschen. Salbeiöl und Salbeitinktur, tropfenweise in Wasser aufgelöst, sind auch eine Option. Generell lohnt es sich, Salbei in der Zubereitung von Speisen einen festen Platz einzuräumen.

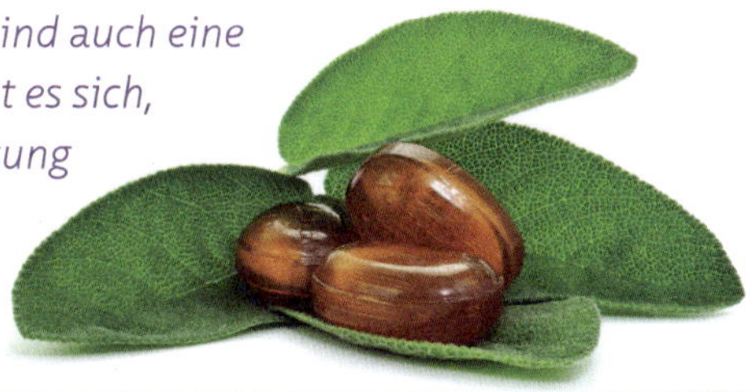

Hilfe bei Entzündungen

Durch seine Fülle an Antioxidantien bremst Salbei Entzündungen aus und dämpft überschießende Reaktionen unseres Immunsystems wie den gefürchteten Zytokinensturm. »Silent inflammations«, d. h. stille, unbemerkte Entzündungen, gehen mit vielen Krankheiten einher und verursachen selbst welche. Entzündungen sind eigentlich nichts Negatives, sondern eine natürliche Immunantwort, zum Beispiel auf das Eindringen von Fremdkörpern ins Gewebe, Attacken von Viren oder Bakterien und potenziell krebserregende Stoffe. Geraten Entzündungen jedoch außer Kontrolle – durch eine sogenannte überschießende Immunreaktion – oder werden sie chronisch, kann Gewebe geschädigt und schlimmstenfalls Organversagen verursacht werden.

Salbei-»Medizin« selbst gemacht!

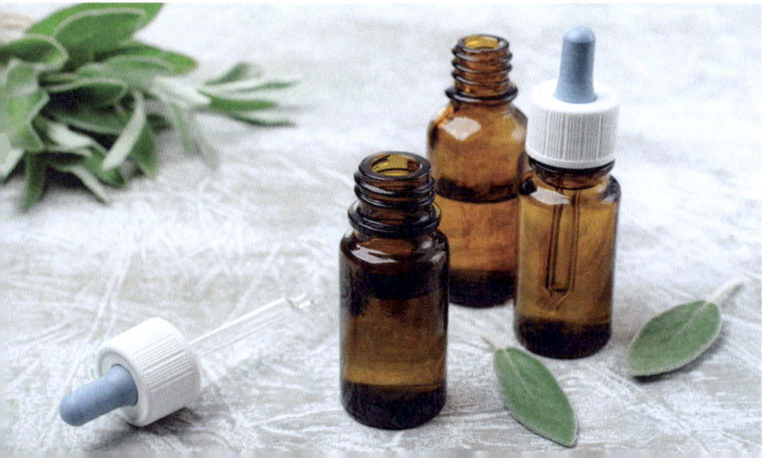

Aufgrund seines atemberaubenden antioxidativen Potenzials wurde Salbei in den letzten zwanzig Jahren umfangreich auf seine antientzündliche Wirkung getestet. Im Salbeiöl zeigten besonders die Inhaltsstoffe Kampfer, Cineol, Ursolsäure, Oleanolsäure, Quercetin, Naringenin, Salvigenin, Carnosol und Rosmarinsäure eine antientzündliche und immunmodulierende Wirkung. Die Produktion von verschiedenen entzündungsfördernden Zytokinen wurde durch einen Ethanolextrakt gedrosselt, und die vergrößerte Bereitstellung von Leukozyten bzw. weißen Blutkörperchen und die Reduktion von zirkulierenden Neutrophilen führte zu einem Rückgang der Entzündung.[62] Es gibt Untersuchungen, wonach eine Mundspülung mit Salbeiextrakt bei Patienten mit Aphthen und häufiger Zahnfleischentzündung sehr wirksam ist. Eine klinische Studie zeigte, dass Menschen mit einer Zahnfleischentzündung, die ein Spray mit 15-prozentiger Salbeilösung benutzten, signifikant weniger Schmerzen hatten, weil die Entzündungen zurückgingen.[63] Diese Befunde bestätigen wieder die jahrtausendealte Anwendung von Salbei für die Gesundheit von Zähnen und Zahnfleisch.
In Südamerika und Asien wird Salbei seit alters her wegen seiner entzündungshemmenden Wirkung bei einschlägigen Krankheiten eingesetzt. Auch bei der Arteriosklerose etwa spielen entzündliche Prozesse eine große Rolle für das Fortschreiten der Erkrankung, daher wendet hier die Traditionelle Chinesische Medizin den Rot-

wurzelsalbei als wichtige medizinisch wirksame Pflanze an.[64] Auch die Europäische Arzneimittel-Agentur EMA (European Medicines Agency) und die deutsche Kommission E haben Monografien für das antientzündliche Potenzial von Salbei erstellt und damit die entzündungshemmende Wirkung von Salbei offiziell anerkannt.

TIPP

Ich empfehle besonders Älteren, die häufig von stillen Entzündungen – »silent inflammations« – betroffen sind, regelmäßig Salbeiprodukte und weitere Antioxidantien-Stars wie Brennnessel, Artemisia annua, Moringa und Löwenzahn zu sich zu nehmen (siehe Literaturhinweise auf Seite 149f.). Auf Dauer schwächen chronische Entzündungen unser Immunsystem, weil es ständig aktiviert ist. Wir brauchen aber ein »entspanntes« und damit fittes Immunsystem zum Schutz beispielsweise vor Infektionskrankheiten.

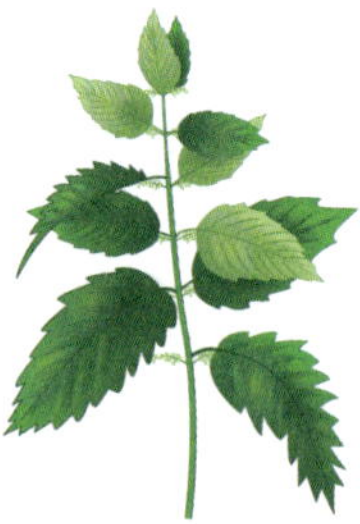

Brennnessel

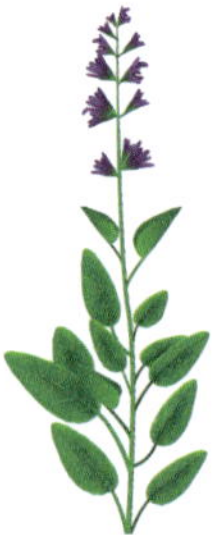

Salbei

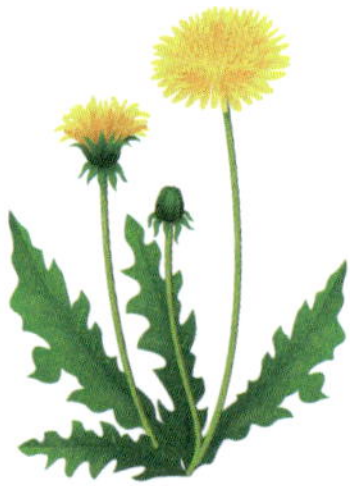

Löwenzahn

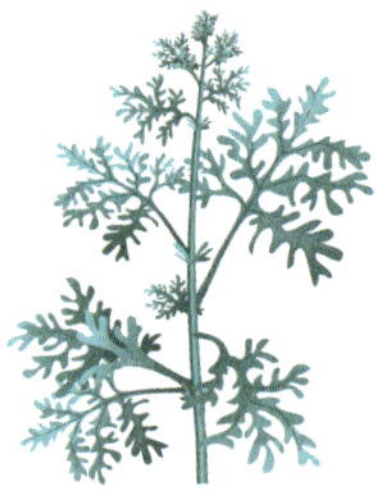

Artemisia annua

Prophylaxe für Herz-Kreislauf-Erkrankungen

Herz-Kreislauf-Erkrankungen oder kardiovaskuläre Erkrankungen – »kardio« kommt von »Herz«, »vaskulär« heißt »die Gefäße betreffend« – sind auf der ganzen Welt die Haupttodesursache, gefolgt von Krebs.[65] Jedes Jahr sterben Millionen an Herzinfarkt oder Schlaganfall. In Deutschland leiden allein etwa 10 Millionen Deutsche an Bluthochdruck mit einem systolischen Wert von über 160 mmHg und einem diastolischen über 90 mmHg (die Abkürzung mmHg ist übrigens eine physikalische Einheit für die Kraft, mit der eine Quecksilbersäule um einen Millimeter hochgedrückt wird; eine andere Bezeichnung für diese Einheit ist »Torr«). Ein erhöhter Blutdruck stellt das Hauptrisiko für die Entwicklung von Herzinfarkt und Schlaganfall dar.

Als Ursache gilt die Ansammlung von fetthaltigen Schlacken in den Gefäßen und die damit einhergehende Verengung, Arteriosklerose genannt, welche den Blutfluss behindert und zu Schlaganfall, Embolien oder Herzinfarkt führen kann. Erst wenn der Durchmesser der Arterien, das Lumen, um mehr als 70 Prozent verengt ist, leidet der Betroffene unter Beschwerden wie Luftnot und Erschöpfung. Das macht dieses Krankheitsbild so gefährlich. Der Körper entwickelt eine eigentlich sinnvolle Gegenstrategie: Er pumpt das Blut mit mehr Druck durch die Arterien, der Blutdruck steigt. Wenn dann der Blutdruck durch Blutdrucksenker oder Betablocker gesenkt wird, kommt dieser zwar wieder in den Normbereich, aber dies ist nur eine symptomatische, keine ursächliche Behandlung.

Herz-Kreislauf-Erkrankungen reduzieren die Lebensqualität massiv. Weil die Lebenserwartung immer noch steigt, wird eine noch größere Belastung durch dieses Krankheitsbild für unser Gesundheitssystem erwartet, was es irgendwann unbezahlbar macht. Therapievorschläge wie eine pflanzenbasierte Ernährung oder mehr Bewegung laufen bei den meisten Patienten ins Leere, und auch die verschriebenen Herz-Medikamente werden von vielen nicht regelmäßig eingenommen.[66]

Man hat festgestellt, dass es neun hauptsächliche Risikofaktoren für Herz-Kreislauf-Erkrankungen gibt, die für rund 90 Prozent der akuten Herzinfarkte verantwortlich sind.[67] Die veränderbaren sind Bluthochdruck, Diabetes, hohe Blutfettwerte, Übergewicht, Rauchen, Alkoholmissbrauch, eine ungesunde Ernährung, psychosoziale Faktoren und eine sitzende unsportliche Lebensweise.

So hat man festgestellt, dass eine salzreiche Ernährung arm an Gemüse und Obst das Risiko für Herz-Kreislauf-Erkrankungen erhöht und dass die Aufnahme von ungesättigten Fettsäuren eine herzschützende Wirkung hat. Erhöhte Blutcholesterinwerte werden in Verbindung gebracht mit einem höheren Risiko für Arteriosklerose und einem höheren Risiko, an Herz-Kreislauf-Erkrankungen zu sterben. Die Risikofaktoren, die sich nicht

»mal eben« verändern lassen, sind im Gegensatz zu den erwähnten Alter, Geschlecht, der sozioökonomische Status und eine ethnische oder genetische Veranlagung.

INFO

TEURE MEDIKAMENTE

Machen Sie sich bitte als Leser und Leserin außerdem klar, dass sich nur eine Minderheit der Erdbewohner und Erdbewohnerinnen schulmedizinische Behandlungen leisten kann. Doch auch bei uns stoßen die Kosten des Gesundheitswesens mit der vorwiegenden Anwendung allopathischer Medizin finanziell an ihre Grenzen, und der Blick sollte daher auf altbewährte, preiswerte Heilpflanzen wie Salbei fallen. In Entwicklungsländern wie Indien und Afrika sind 70 (Indien) bzw. 90 Prozent (Afrika) der Bewohner auf Kräuter- und Volksmedizin als alleinige Behandlungsweise angewiesen. In Afrika sagt man: »Stirbt ein Medizinmann, geht eine Bibliothek in Flammen auf.« Nach und nach werden die vielfältigen Indikationen von Salbei in der Volksmedizin von der modernen Wissenschaft bestätigt. Auch in westlichen Ländern ist die Nachfrage nach komplementärer und alternativer Medizin im Steigen begriffen. Der Markt für Naturheilmittel betrug 2019 bereits 69,2 Milliarden Dollar und wird für 2027 mit 296,3 Milliarden Dollar prognostiziert.[68]

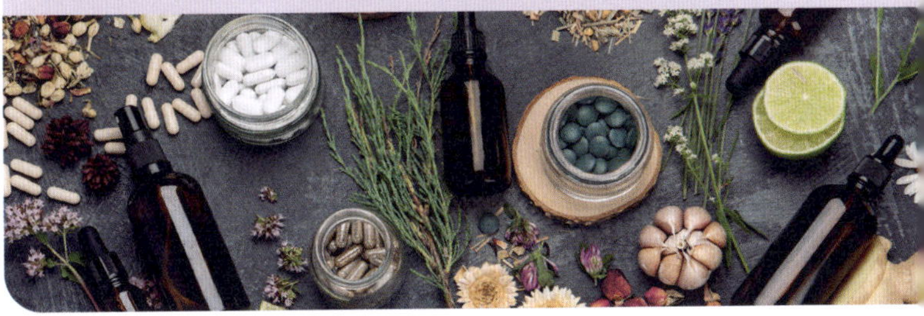

Was Salbei fürs Herz tun kann

Der Salbei macht seinem Namen auch, was das Herz betrifft, alle Ehre, stammt sein lateinischer Name »salvia« doch vom Verb »salvare« für »heilen« ab. Seit Jahrtausenden wird Salbei nicht nur als Gewürz, in Kosmetika und als Duftöl verwendet, sondern auch als Arzneipflanze. Auch bei Herzproblemen wurde er eingesetzt. Die Haupt-Herzschutzwirkung von Salbei beruht auf den Phenolsäuren wie Rosmarinsäure, Kaffeesäure und Ferulasäure sowie auf Glykosid-Derivaten von Flavonoiden wie Apigenin, Luteolin und Quercetin. Aber auch die essenziellen Öle wie Borneol, Pinene, Kampfer und Alpha-Thujon spielen für diese Wirkung eine Rolle.[69] Wie bei anderen Heilpflanzen auch wirken die heilkräftigen Inhaltsstoffe synergetisch zusammen, das heißt, sie unterstützen sich gegenseitig in ihrer Wirkung.

Antioxidative Wirkung

Im Körper werden durch den Stoffwechsel ständig freie Radikale produziert, wie z. B. reaktiver Sauerstoff. Der Körper kann normalerweise ein Gleichgewicht halten zwischen der Bildung dieser aggressiven Sauerstoffverbindungen und ihrer Ausscheidung. Ist dieses Gleichgewicht aber zum Beispiel durch Stress oder Schlafmangel gestört, kann oxidativer Stress zu verfrühter Alterung sowie zu Zivilisationserkrankungen führen. Hier wären die Degeneration des Gehirns, Krebs, Diabetes Typ II und eben auch Herz-Kreislauf-Erkrankungen zu nennen.

Durch zu viele freie reaktionsfreudige Radikale wird die Funktion der Mitochondrien, der Kraftwerke in unseren Zellen, geschwächt, was als zugrunde liegende Mitursache von Herz-Kreislauf-Erkrankungen betrachtet wird.[70] Außerdem begünstigen freie Radikale die Bildung von Arteriosklerose. Pflanzen wie Salbei mit einem extrem hohen antioxidativen Potenzial sind als Gegenspieler hochwillkommen.

INFO

PFLANZEN ZUR VORBEUGUNG?

Zahlreiche Studien belegen, dass eine pflanzenbasierte Kost vor Zivilisationserkrankungen wie Herz-Kreislauf-Erkrankungen und Krebs schützt. Hochrisikopatienten, die eine Mittelmeerdiät einhielten, reduzierten ihr Risiko signifikant, an Herz-Kreislauf-Erkrankungen zu sterben.[71] Noch stärker als bei einer fettreduzierten Ernährung verbesserte sich der Zustand der Gefäße. Die Arteriosklerose nahm nach einem Jahr Mittelmeer-Diät ab. Besonders wirksam als Herzschutz sind Flavonoide, welche das Blut flüssig halten und die Gefäße vor Schäden durch freie Radikale schützen.[72] Medikamente haben oft schwere Nebenwirkungen oder sie wirken nicht ursächlich. Daher wird nach Pflanzen Ausschau gehalten, die eine ähnliche Wirkung haben ohne Gewöhnungseffekte, Resistenzenbildung und Nebenwirkungen. Eine pflanzliche Ernährung senkt generell das Risiko für Herz-Kreislauf-Erkrankungen.[73] Manche Pflanzen wie Salbei haben auch eine direkte medizinische Wirkung als Herzschutzmittel. Dabei gelingt es Pflanzen wie Löwenzahn, Sesam oder auch Salbei, den gefährlichen LDL-Cholesterinwert zu senken und gleichzeitig den »guten« HDL-Wert zu erhöhen.

Eine Auswertung von 16 Studien, welche das antioxidative Potenzial von Salbei untersuchten, ergab, dass eine zentrale Rolle die Polyphenole wie Rosmarinsäure und Salvianolsäure spielen. Rosmarinsäure ist ein Derivat der Kaffeesäure mit einem genauso hohen antioxidativen Potenzial. Die antioxidative Wirkung ist 20-mal so stark wie Trolox, eine synthetische Form von Vitamin E und Referenzgröße für die Ermittlung des antioxidativen Potenzials.[74] Gleichzeitig verhindert Rosmarinsäure die Oxidation von Fetten und beugt damit Arteriosklerose vor.[75]
Sie erinnern sich: Salbeitee hat das Dreifache an antioxidativem Potenzial wie Schwarztee und das Doppelte an antioxidativem Potenzial wie Grüntee, der dafür bekannt ist und geschätzt wird.[76] Außer Kaffeesäure und Rosmarinsäure haben auch die Flavonoide in Salbei wie Luteolin eine starke antioxidative Wirkung, stärker noch als Kaffeesäure, die als Antioxidantien-Star gilt. Auch die essenziellen Öle in Salbei wie Alpha-Pinene, Alpha-Thujone und Kampfer zeigen eine sehr starke Wirkung als Radikalenfänger.[77]

Der Wert antientzündlicher Stoffe

Die Risikofaktoren für Herz-Kreislauf-Erkrankungen sind, wie bereits erwähnt, Übergewicht, zu hohe Cholesterinwerte und höheres Alter. Durch schwelende entzündliche Prozesse wird die Entwicklung von Arteriosklerose begünstigt. Bei Patienten mit Herz-Kreislauf-Erkrankungen steht das hohe Niveau von proentzündlichen Zytokinen in Korrelation mit kardiovaskulären Ereignissen wie Herzinfarkt und Schlaganfall.[78] Zahlreiche Studien belegen das antientzündliche Potenzial der Inhaltsstoffe in Salbei wie Rosmarinsäure, Luteolin, Kaffeesäure und Apigenin in der Petrischale und im Tierversuch. Salbei-Inhaltsstoffe wie Cineol, Alpha-Pinene, Thujone und Kampfer konnten die Produktion von proentzündlichen Enzymen ausbremsen und zum Rückgang von Entzündungen führen.[79] Besonders Thujon und die bioaktiven Substanzen Beta-Caryophyllene in Salbei konnten den Cholesterin- und Triglycerid-Spiegel im Blut signifikant senken – Risikofaktoren für Herzinfarkt und Schlaganfall.

INFO

STUDIEN AM MENSCHEN

Es gibt bereits einige randomisierte Doppelblindstudien mit Salbeiextrakt mit überzeugenden Ergebnissen. Dreimal täglich 150 Milligramm Salbeiextrakt, über drei Monate eingenommen, zeigten einen signifikanten Rückgang der Cholesterinwerte bei Menschen mit Diabetes Typ II. Weitere Studien zeigten, dass sowohl die Triglyceridwerte als auch das gefährliche LDL-Cholesterin abnahmen, während das Niveau des »guten« HDL-Cholesterins stieg. HDL bindet überschüssiges Cholesterin und bringt es zur Ausscheidung. Eine solche Wirkung erreicht kein Medikament.[80] Eine weitere klinische Studie mit einer Dosis von 500 Milligramm Salbei – alle acht Stunden über zwei Monate Patienten mit erhöhten Blutfettwerten verabreicht – kam zu den gleichen Resultaten.[81]

Starke Hilfe gegen den Diabetes

Diabetes Typ II, der erworbene Diabetes, ist zu einer »Volksseuche« geworden. Früher nannte man ihn »Altersdiabetes«, weil er meist im fortgeschrittenen Alter auftrat. Heute betrifft diese Erkrankung immer mehr auch jüngere Menschen. Bei Diabetikern ist der Blutzuckerspiegel unnatürlich hoch – zwischen 125 bis mehr als 200 Milligramm pro Deziliter Blut; der normale Blutzuckerspiegel beträgt zwischen 60 und 110 Milligramm. Bei 111 bis 124 Milligramm spricht man von »Prädiabetes«. Späte Folgen eines erhöhten Blutzuckerspiegels können Nierenerkrankungen, Nervenstörungen, Augenschäden und Arteriosklerose sein.

Salbei hilft auch hier. Eine ballaststoffreiche Ernährung mit Heilkräutern kann den Körper bei der Regulation des Blutzuckers unterstützen, indem Ballaststoffe im Verdauungstrakt aufquellen und eine gelartige Masse bilden. Das verzögert die Aufnahme von Kohlenhydraten. Menschen, die regelmäßig ballaststoffreiche Lebensmittel essen, erkranken seltener an Diabetes Typ II. Auch Diabetiker profitieren, indem sie die Chance haben, ihre tägliche Insulindosis zu reduzieren.

Ballaststoffe sind aber nicht die einzigen Inhaltsstoffe, die Salbei wertvoll im Kampf gegen diese Krankheit machen. Besonders im Iran, in Algerien, Marokko ist Salbei ein beliebtes Diabetesmittel. Sowohl ein wässriger Auszug als auch ein alkoholischer Auszug sowie Salbeitee und Salbeiöl zeigten eine Hemmung von Enzymen wie Alpha-Amylase, Alpha-Glucosidase und Pankreaslipase. Dadurch wurde die Wirkung von Glukose beträchtlich abgeschwächt und der Blutzuckerspiegel gesenkt. Der Effekt von Salbei hinsichtlich der Prophylaxe und Therapie von Diabetes Typ II war vergleichbar mit dem der Diabetes-Medikamente Metformin und Glibenclamid – allerdings ohne Nebenwirkungen. Das heißt, dass die Insulinsensitivität gesteigert und fast 44 Prozent mehr Zucker in der Leber gespeichert wurden. Nicht nur der Blutzuckerspiegel sank, sondern auch das Niveau von Triglyceriden und der Gesamt-Cholesterinwert. Auch die Oxidation von Fetten ging signifikant zurück.[82] Zahlreiche Studien belegen, dass Salbei das glykämische Profil und das Fettprofil verbessert, den LDL-Wert verringert und gleichzeitig den HDL-Wert steigen lässt.

Immer mehr junge Menschen entwickeln einen Diabetes Typ II.

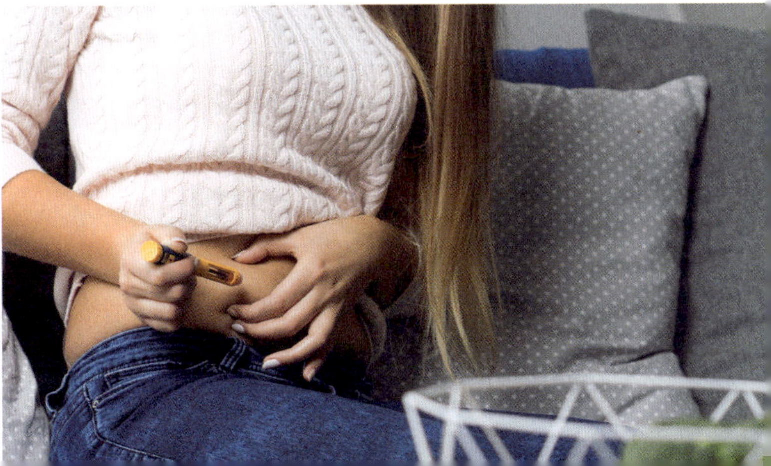

Salbeiauszüge reduzierten das Niveau des Blutzuckers und des Gesamtcholesterins bei Diabetikern.[83] Die Forscher machen die Bitterstoffe, welche die Bauchspeicheldrüse stärken, und weitere antioxidative Phytochemikalien wie Terpene, Tannine und Polyphenole in Salbei für diese Effekte verantwortlich. Dazu gehören auch Diterpene wie Carnosol, aber auch Triterpene wie Oleanolsäure und Ursolsäure zeigen eine starke antidiabetische Wirkung. Die Phenolsäuren in Salbei wie Kaffee-, Rosmarin- und Chlorogensäure haben ebenfalls eine antidiabetische Wirkung. Rosmarinsäure zum Beispiel hemmt die Glukoseabsorption im Darm, fördert die Aufnahme von Glukose durch Muskelzellen und hemmt die Bildung von insulinresistenten Leberzellen.[84]
Die Hauptflavonoide in Salbei wie Apigenin, Luteolin, Quercetin, Kaempferol, Rutin und Luteolin sind schon gut erforscht, was ihre antidiabetische Wirkung betrifft. Luteolin war dabei das wirksamste Flavonoid, gefolgt von Quercetin, Apigenin und Kaempferol.[85]
Die Wirkung der einzelnen Inhaltsstoffe kann in den Augen der Forscher nicht die überzeugende Bioaktivität von Salbeipräparaten vollständig erklären, sie nehmen daher synergetische Effekte der Inhaltsstoffe untereinander an, auch beim Thema »Antidiabetische Wirkung von Salbei«. Der Tenor der Forscher: Das Wissen über traditionelle Medizin sollte Hand in Hand gehen mit wissenschaftlicher Forschung, um neue sichere und effektivere Heilmittel zu entwickeln.[86]

Gesund für Nerven und Gehirn

Salbei ist wirklich ein Tausendsassa, was die Bandbreite seiner Indikationen betrifft. Die vorbeugende Wirkung gegen Demenz und Alzheimer war einer der Gründe, warum die Pflanze zur »Arzneipflanze des Jahres« gekürt wurde. Immer mehr jüngere Menschen bekommen Demenz. Ich habe eine Freundin, deren Mann mit 45 Jahren daran schwer erkrankte und mangels anderer Möglichkeiten seither im Altersheim lebt. Unabhängig von neurodegenerativen Krankheiten, zu denen auch Morbus Parkinson gehört, verbessert Salbei nachweislich die kognitiven Fähigkeiten wie Gedächtnis und Konzentration.

Alzheimer ist die häufigste Form von Demenzerkrankungen bei älteren Menschen und ist eng verbunden mit oxidativem Stress und Entzündungen der Nervenzellen. Bei der Alzheimer-Erkrankung bilden sich Plaques von Amyloid-Beta-Protein, und es entsteht ein Defizit des Neurotransmitters Acetylcholin, der verantwortlich ist für Lern- und Erinnerungsprozesse. Acetylcholin wird durch Enzyme zersetzt wie Acetylcholinesterase (AChE) und Butyril-Cholinesterase (BuChE).

Besonders das Gehirn ist dem Angriff freier Radikaler ausgesetzt. Die Hüllen der Nervenzellen bestehen nämlich aus Lipiden oder Fetten, die besonders anfällig für Oxidation sind, zumal der Spiegel des Antioxidans Gluthion im Gehirn niedrig und der Bedarf an Antioxidantien aufgrund des sehr dynamischen Stoffwechsels der Neuronen erhöht ist.[87] Studien zeigen, dass die Antioxidantien in Salbei die Nervenzellen im Gehirn vor Oxidation schützen.[88] Salbei, und zwar der Echte Salbei und der Spanische Salbei, kann, das zeigen Studien, das Gehirn vor neurodegenerativen Prozessen schützen.[89] Zahlreiche Studien belegen die traditionelle Anwendung zur Verbesserung von kognitiven Fähigkeiten und den Schutz vor Störungen der Nerven. Salbeitee wurde schon seit Jahrhunderten als Volksmedizin verwendet, um schwindende geistige Fähigkeiten zurückzugewinnen oder Krankheiten wie Alzheimer (das man damals natürlich nicht vom Namen her kannte), die mit Gedächtnisverlust einhergehen, aufzuhalten.[90] Es konnte gezeigt werden, dass die Aktivität der beiden bereits erwähnten Enzyme Acetylcholinesterase (AChE) und Butyril-Cholinesterase (BuChE), die den Neurotransmitter Acetylcholin zersetzen und damit für Gedächtnisverlust verantwortlich sind, durch ätherisches Salbeiöl in einer Konzentration von 0,5 mg/ml gehemmt wird.[91] Das ätherische Salbeiöl war dabei dem Alzheimer-Medikament Donezepil überlegen. Viele Studien dazu zeigen, dass wässrige und alkoholische (Ethanol) Salbei-Extrakte noch wirksamer sind als ätherisches Salbeiöl, um AChE und BuChE zu hemmen.

Für diese Wirkung werden wiederum die Polyphenole in Salbei verantwortlich gemacht wie Rosmarinsäure, Carnosolsäure, Quercetin und Diterpene wie Rosmanol,

Rosmadial und Methoxyrosmanol. Forscher kommen zum Ergebnis: »Daher kann das Kraut effektiv für die Behandlung von Alzheimer eingesetzt werden.«[92] Ein Ethanol-Extrakt von Salbei zeigte sich als effektiv bei milden bis moderaten Verläufen der Alzheimer-Erkrankung in randomisierten, klinischen Doppelblind-Studien. Die Patienten, die Salbei bekamen, entwickelten bessere kognitive Fähigkeiten als die Placebogruppe, und ihre Unruhe nahm ab. Es wurden keine Nebenwirkungen beobachtet.[93] Zusätzlich wirkte Salbei beruhigend wegen der Carnosolsäure, Apigenin, Hispidulin und Cirsimaritin. Die Rosmarinsäure in Salbei hat neuroprotektive Wirkungen, antioxidative und antiapoptotische Wirkung gegenüber der Toxidität von Amyloid-Beta-Plaques und »kann daher als ein natürliches, nicht giftiges therapeutisches Mittel, um die Alzheimer-Krankheit heilen zu können, eingesetzt werden«.[94]

Ätherisches Salbeiöl beruhigt.

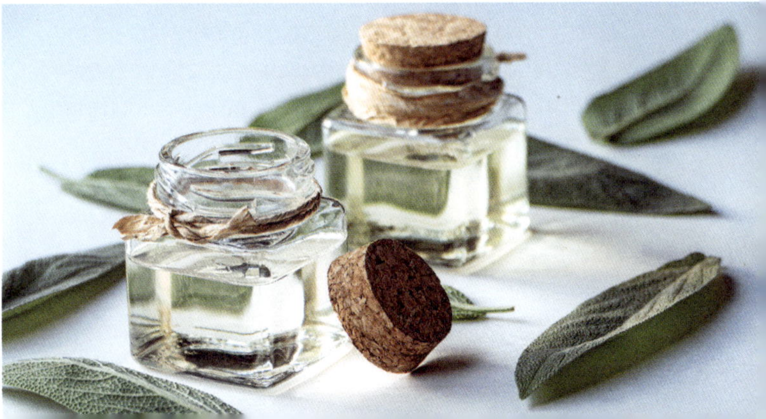

Auch bei Menschen, die nicht unter Demenz oder Alzheimer leiden, hatte ein Extrakt aus Salbei gute Wirkungen, was Aufmerksamkeit, innere Ruhe und Zufriedenheit betrifft. Eine Aromatherapie mit ätherischem Salbeiöl bewirkte, dass die Probanden ihre Gedächtnisleistung und ihre intellektuellen Fähigkeiten signifikant verbesserten.[95] In einer Studie erhielten junge gesunde Erwachsene sieben Tage lang einen Salbeiextrakt. Es konnte trotz der kurzen Dauer eine Verbesserung der Stimmung und der kognitiven Leistungen beobachtet werden. Viele weitere klinische Studien bestätigen die Verbesserung der kognitiven Leistungen bei gesunden Probanden, und ebenso profitierten Patienten mit kognitiven Einschränkungen oder Demenz, was ihre kognitiven Fähigkeiten betraf.[96] Junge Menschen nehmen oft fragwürdige Substanzen wie Ritalin und andere Amphetamine ein – zum »Brain-Doping«, um also mental mehr leisten zu können. Hier wäre die Anwendung von Salbei deutlich unbedenklicher.

Für Alzheimer gibt es bislang kein Heilmittel. Demenz- und Alzheimer-Erkrankte sind schon jetzt eine große individuelle, pflegerische, gesellschaftliche und finanzielle Herausforderung, und die Zahl der Betroffenen wird wegen der demografischen Entwicklung und einer immer längeren Lebensdauer steigen. Wenn in Zukunft Salbeipräparate nebenwirkungsfrei unser Gehirn aktivieren und uns vor neurodegenerativen Krankheiten schützen, ist dies sehr zu begrüßen.

Ich warte nicht auf solche Präparate, sondern habe meine Aromalampe mit ätherischem Salbeiöl bestückt, sprühe mir morgens ein paar Tropfen auf Haar oder Kleidung für unterwegs und genieße fast täglich 1–2 Tassen Salbeitee als antioxidatives Schutzschild auch fürs Gehirn.

Bei Frauen in der Menopause gehen nicht nur Hitzewallungen zurück, sondern auch Ängste, Stimmungsschwankungen und Unruhe, wenn sie Salbeipräparate zu sich nehmen. Forscher vermuten, dass Bestandteile in Salbei die Funktion der Neurorezeptoren und der Serotonin-Transporter modulieren. Auch die Optimierung des Wärmehaushalts durch Salbei wird mit einer Verbesserung der mentalen Probleme von Frauen in den Wechseljahren in Verbindung gebracht.[97]

Krebsprophylaxe

Experten schätzen, dass 35 bis 40 Prozent aller Krebsarten durch eine gesündere Ernährung vermeidbar wären.[98] Vor allem bösartige Geschwulste an Dickdarm, Brust, Magen, Bauchspeicheldrüse, Eierstöcken, Prostata und Leber stehen, so Professor Leitzmann, »unter Verdacht, durch zu große Völlerei begünstigt zu werden (...). Insbesondere, wer viel Fett und tierisches Protein sowie wenig Ballaststoffe zu sich nimmt, hat ein größeres Risiko, an Krebs zu erkranken.«[99]

Es geht aber nicht nur darum, krebsauslösende Faktoren zu vermeiden, sondern krebsschützende Substanzen mit der Nahrung aufzunehmen. Hier kommen wieder die bioaktiven Substanzen und Ballaststoffe in Obst, Gemüse und Kräutern ins Spiel. Ein Beispiel: Menschen, die viel Ballaststoffe aufnehmen, haben ein um 40 Prozent vermindertes Risiko, an Dickdarmkrebs zu erkranken.[100] Der US-Mediziner John Potter: »Es gibt für fast jedes Stadium der Tumorentstehung spezielle Inhaltsstoffe in Obst und Gemüse, die den gefährlichen Prozess der Krebsbildung und des Tumorwachsums verlangsamen oder gar umkehren können.«[101] Bioaktive Substanzen verhindern, dass krebserregende Stoffe überhaupt erst entstehen, sie wandeln Krebsauslöser in harmlose Verbindungen um und hemmen das Wachstum von Krebszellen.[102]

Salbei ist sehr ausführlich als Krebsheilpflanze untersucht worden, und zwar in Bezug auf zahlreiche Krebsarten, etwa Lungenkrebs, Brustkrebs, Gebärmutterhalskrebs, Prostatakrebs, Dickdarmkrebs und Blutkrebs. Inhaltsstoffe im ätherischen Öl des Salbei, wie Thujone, Cineol und Kampfer, wirkten zelltoxisch selektiv auf Krebszellen. Das Wachstum von Krebszellen wurde gehemmt, die Vermehrung gesunder Zellen zum Beispiel im Dickdarm gefördert.[103]

Einen guten Überblick über die Anti-Krebs-Wirkungen von Salbei bietet die Übersichtsstudie von M. Hamidpour u.a.[104] Flavonoide in Salbei wie Apigenin, Quercetin,

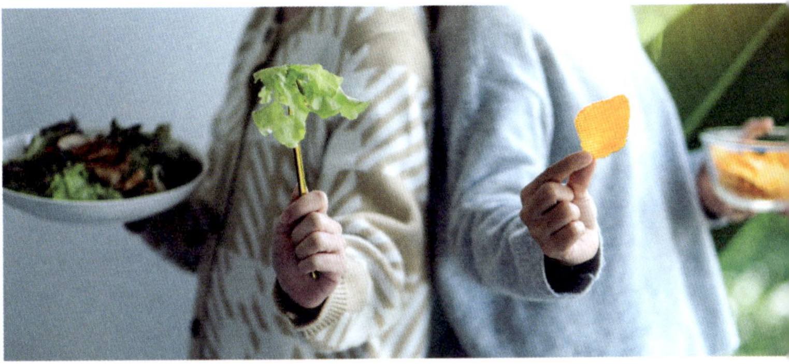

Ernähren Sie sich gesund, damit ist schon viel getan!

Kaempferol, Rutin und Rosmarinsäure haben sich als hemmend für den Transkriptionsfaktor NF-kB erwiesen, wodurch sich Krebszellen nicht mehr vermehren konnten.[105] Sie verursachen auch die Apoptose, das Selbstmordprogramm der Krebszelle, ohne gesunde Zellen zu beeinträchtigen.[106] Carnosol, Luteolin und Cirsiliol im Salbei aktivierten die natürlichen Killerzellen NKZ, welche wichtig sind zur erfolgreichen Bekämpfung von Krebszellen.[107] Ein Ethanol-Extrakt aus Salbei war in der Lage, die Migration von Krebszellen, also die Metastasierung, zu behindern.[108] Auch die Phytoöstrogene und Polyphenole wie Kaffeesäure und Ellagsäure in Salbei haben eine Anti-Krebswirkung.[109]

Salbeiextrakte sind ein potentes krebshemmendes Mittel, wie viele Labor- und Tierversuche bestätigt haben. Salbeiauszüge hatten eine starke zelltoxische Wirkung auf Zellen vieler Krebsarten wie Prostatakrebszellen,

Melanom-Zellen, Krebszellen in der Niere, Brust, Dickdarm und Lunge.[110] Mich überrascht dies nicht, ist doch Salbei ein wahrer »Antioxidantien-Star« im Vergleich zu anderen Kräutern.[111] Die Anti-Krebs-Wirkung von Salbei beruht auch darauf, dass Salbei direkt die DNA von Krebszellen schädigt.[112]

Die radikale Veränderung unserer Ernährung in den letzten 200 Jahren, die Zunahme von Umweltgiften und die Abnahme an körperlicher Betätigung haben zu Zivilisationskrankheiten wie Krebs geführt.[113] Antioxidativ wirkende Pflanzen wie Salbei sollten wir als Gesundheitsprophylaxe mehr als bisher in unsere Ernährung einbeziehen, um den Herausforderungen des modernen Lebens – auch chronischer Stress führt zur Bildung freier Radikaler und ist damit potenziell krebsbegünstigend – besser gewappnet zu sein.

Wichtig ist es bei der Krebsprophylaxe, fürs Säure-Basen-Gleichgewicht zu sorgen. Krebszellen gedeihen nämlich nur in einem sauren Milieu. Für diese Entdeckung hat Professor Dr. Otto Warburg schon 1931 den Medizin-Nobelpreis bekommen. Krebszellen können in einem basischen, sauerstoffreichen Umfeld nicht überleben, so der Nobelpreisträger.[114]

Heilanwendungen bei häufigen Beschwerden

Die Vielseitigkeit dieses Naturheilmittels überrascht. Das breite Anwendungsgebiet der Salbeipflanze brachte ihr die Würdigung einer »Königin der Heilpflanzen« ein und 2003 den Titel »Heilpflanze des Jahres« sowie 2023 den Titel »Arzneipflanze des Jahres«. Zum Salbei gibt es mittlerweile mehr als tausend Studien, welche die Wirkung bei verschiedenen Krankheitsbildern belegen. »Die medizinischen Wirkungen zählen heute zu den am umfangreichsten und am besten erforschten«, schreibt der Naturheilverein Theophrastus zum Salbei.[115] Selbstverständlich hat der Salbei auch eine prophylaktische Wirkung. Viele Heilmittel auf Salbeibasis lassen sich selbst herstellen, es gibt aber auch viele Produkte mit spezifischer Wirkung wie Lippenherpes-Gel, Salbei-Frischsaft oder ätherisches Salbeiöl in der Apotheke, im Reformhaus oder im Versand.

Selbst ernten macht Spaß!

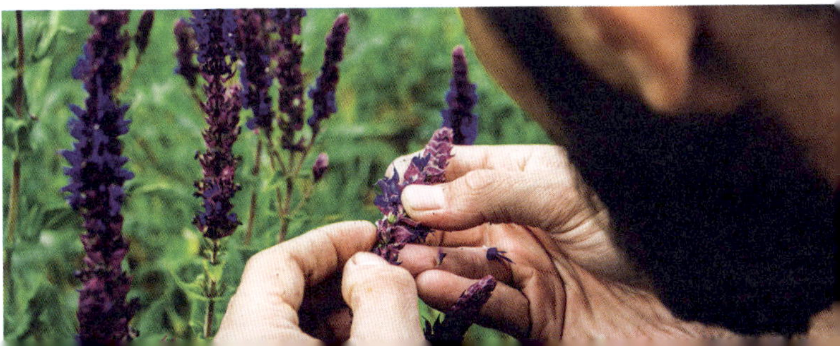

Akne

Salbei desinfiziert und reguliert die Drüsen der Haut, wodurch sich das Hautmilieu stabilisiert. Betupfen Sie Ihre Gesichtshaut morgens und abends mit Salbeitinktur. Mischen Sie alternativ 10 Tropfen ätherisches Salbeiöl mit 50 Millilitern Rosenwasser, und betupfen Sie damit die Aknepusteln. Trinken Sie dreimal täglich eine Tasse Salbeitee zur Blutreinigung und Harmonisierung der Hormonproduktion. Die Phytoöstrogene gleichen den weiblichen Hormonspiegel aus. Werden zu viele Östrogene während der Pubertät produziert, was Aknebildung begünstigt, wird die Östrogenproduktion gedrosselt. Der Tee verbessert die Funktion der Talgdrüsen und schafft ein gesundes Hautmilieu.

Alzheimer/Demenz

Lesen Sie darüber nach auf den Seiten 67 ff.

Angina pectoris

Die Traditionelle Chinesische Medizin TCM verwendet die Wurzel des Rotwurzelsalbeis seit alters her therapeutisch und prophylaktisch bei Angina pectoris und anderen Herzerkrankungen. Diese Indikationen wurden mittlerweile durch Studien bestätigt. Man braucht für die optimale Anwendung getrocknete Wurzeln des

Rotwurzelsalbeis, die es in Apotheken mit chinesischer Kräutermedizin gibt und natürlich auch im Internet. Das Dekokt-Rezept für die Zubereitung finden Sie im Kapitel über selbst gemachte Heilmittel aus Salbei, siehe Seite 110 f. Über den Tag verteilt trinkt man schluckweise etwa 1 Liter Sud, den man in einer Thermoskanne heiß hält.[116] In größeren Städten finden Sie Ärzte für TCM unter der Rubrik »Ärzte für Naturheilverfahren«.

Aphthen

Die Mundgeschwüre können beim Essen starke Schmerzen verursachen. Salbei wirkt antibiotisch, antientzündlich und schmerzhemmend auf die Schleimhäute und fördert die Wundheilung. Bereiten Sie eine Spüllösung aus 3 Tropfen ätherischem Salbeiöl (von Firmen wie Bombastus, Primavera oder Spinnrad) und 100 Millilitern Wasser zu, und spülen Sie mit dieser Lösung mehrmals täglich für mindestens 3 Minuten. Schmerzen die Geschwüre stark, betupft man sie ein- bis zweimal täglich mit unverdünntem Salbeiöl, alternativ mit Salbeitropfen (z. B. von Bio-Diät) oder verdünntem Sedative Bombastus N (Nelkenöl).

Appetit

Salbei wirkt durch seine Bitterstoffe appetitanregend. Trinken Sie vor den Hauptmahlzeiten eine Tasse Salbeitee, und verwenden Sie Salbeiblätter und -blüten für Salate und zum Kochen. Alternativ können Sie auch 15 Tropfen Salbeitinktur in einem Glas Wasser vor den Hauptmahlzeiten trinken.

Asthma

Bei Asthma hat sich prophylaktisch und während eines Asthmaanfalls das ätherische Öl vom Muskatellersalbei außerordentlich bewährt. Geben Sie 10 Tropfen dieses Öls in 1 Teelöffel Mandelöl, und massieren Sie sanft die Brust damit ein.

Blähungen

Als Bitterstoffpflanze optimiert Salbei die Verdauungsfunktionen, lindert Reizzustände der Darmschleimhaut, entspannt gleichzeitig die verkrampfte Muskulatur im Darm und regeneriert die Darmflora. Die Gerbstoffe in Salbei stärken die Darmschleimhaut und wirken entzündungshemmend. Nehmen Sie zu allen Mahlzeiten 3 Tropfen Salbeiöl aus einer Tröpfchenzählflasche (Apotheke) auf 100 Milliliter Wasser oder direkt 10 Tropfen einer Salbeitinktur. Alternativ können Sie 10 bis 20 Tropfen alkoholischen Auszug aus der Salbeiwurzel – z. B. Arhama Bio N (Bombastus) – vor den Hauptmahlzeiten in etwas Wasser gelöst einnehmen und zusätzlich 2–3 Tassen Salbeitee pro Tag trinken.

Blut

Seit alters her gilt Salbei als Blutreinigungsmittel. Trinken Sie als Kur über 6 bis 8 Wochen hinweg im Frühjahr und Herbst täglich 2–3 Tassen Salbeitee täglich. Auch der alkoholische Auszug aus der Salbeiblüte – zum Beispiel Arhama-Salbeiblüten-Trunk und Arhama-Tinktur N (beides Bombastus) – verbessert den Sauerstofftransport der roten Blutkörperchen.[117] Dieses Mittel ist auch ein gutes Unterstützungsmittel bei Blutarmut oder Anämie, weil es den Eisenwert erhöht. Durch die vielen Antioxidantien reduziert Salbei das Auftreten von freien Radikalen im Blut und schützt damit die Gefäßwände.

Blutdruck, hoher

Salbei hat über seine ätherischen Öle eine stärkende Wirkung aufs vegetative Nervensystem und entspannt die Blutgefäße. Würzen Sie Ihre Speisen mit Salbei, und trinken Sie morgens und abends eine Tasse Salbeitee. Auch der Muskatellersalbei wird neben dem Gartensalbei traditionell bei zu hohem Blutdruck verabreicht, hierzu liegen ebenfalls Studien zur Wirksamkeit vor. In klinisch wirksamer Dosierung zeigte Salbei keine Nebenwirkungen. Geben Sie 5 Tropfen ätherisches Öl vom Muskatellersalbei ins Badewasser; oder mischen Sie 2 Tropfen mit einem Teelöffel Mandelöl, und bitten Sie einen Freund oder eine Freundin, Ihren Nacken und

Rücken zu massieren. Füttern Sie eine Duftlampe mit Muskatelleröl; es entstresst und entfaltet eine milde blutdrucksenkende Wirkung.

Blutdruck, niedriger

Haben Sie niedrigen Blutdruck, geben Sie 5 Tropfen ätherisches Salbeiöl ins Badewasser. Alternativ können Sie 5 Tropfen in ein Hand- oder Fußbad geben und Hände bzw. Füße 10–15 Minuten drinlassen, bis das Wasser abgekühlt ist.

Blutergüsse

Bei Blutergüssen hat sich die Salbe Varicylum-S Salbei (Pharma Liebermann) bewährt.

Bronchitis

Geben Sie 5 Tropfen ätherisches Salbeiöl auf 1 Teelöffel Mandelöl, und massieren Sie damit sanft Brust und Hals ein. Hilft auch bei leichtem Asthma.

Burn-out

Burn-out – das Ausgebranntsein ist eine Zeitgeist-Erkrankung geworden. Die Betroffenen sind erschöpft, interesselos und erleben gleichzeitig nervöse Unruhe.

INFO

»BÖSE GEISTER« AUSRÄUCHERN

Unsere Vorfahren haben Gartensalbei zum Räuchern von Räumen und Ställen genutzt, um »böse Geister« – ungute Energien – zu vertreiben. Ich frage mich, warum es dafür in spirituellen und sogar Wildnispädagogik-Runden (ich mache eine Ausbildung als Wildnispädagogin bei www.wildniswissen.de) und Schwitzhütten-Zeremonien unbedingt der indianische Steppensalbei, importiert aus den USA, sein muss und nicht unser heimischer Garten- oder der wilde Wiesensalbei verwendet wird! Meine Ausbilder wussten darauf auch keine befriedigende Antwort. Die Germanen nutzten für ihre heiligen Rituale übrigens *Artemisia vulgaris,* »das heilige Kraut der Germanen« – den Gemeinen Beifuß, der bei uns in rauen Mengen wild wächst.

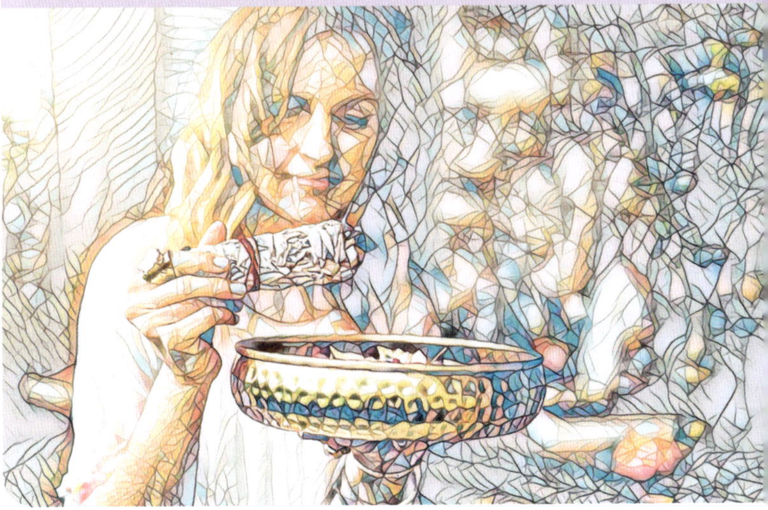

Nutzen Sie ätherisches Salbeiöl aromatherapeutisch mittels einer Duftlampe. Salbeiduft hat eine ausgleichende, krampflösende und aufbauende Wirkung auf das Nervensystem. Besonders harmonisierend für die Psyche ist das ätherische Öl des Muskatellersalbeis. Die Einnahme des alkoholischen Auszugs aus der Salbeiblüte – Arhama Tinktur N (Bombastus) – stärkt das Nervensystem. Reiben Sie die Wirbelsäule von oben nach unten mit Salbeiblütenessig (Rezept siehe Seite 111, auch als fertiges Produkt von Bombastus erhältlich) ein, stärkt dies ebenfalls die Nerven.[118]

Depressionen/depressive Verstimmungen

Hierfür ist das ätherische Öl des Muskatellersalbeis das Beste. Geben Sie 3–5 Tropfen davon ins Badewasser. Am besten baden Sie täglich. Gönnen Sie sich eine Aromatherapie mit Muskatellersalbei-Öl in einer Duftlampe. Trinken Sie täglich 1–2 Tassen Salbeitee, und integrieren Sie Salbei in Ihre Gesundheitsküche.

Diabetes mellitus

Lesen Sie zum Thema Diabetes auch Seite 64 ff. Muskatellersalbei wird in Israel schon seit Langem erfolgreich zur Behandlung von Diabetes mellitus eingesetzt. Diese Salbeiart verhindert bereits im Darm den Übertritt von großen Zuckermengen in den Blutkreislauf.[119] Die Bitterstoffe im Salbei stärken die Bauchspeicheldrüse. Trinken Sie daher jeweils eine Tasse Muskatellersalbeitee zu den Hauptmahlzeiten. Gartensalbei konnte in Studien ebenfalls den Blutzuckerspiegel senken und nebenbei die Glukosetoleranz verbessern. Darüber hinaus verordnen Alternativmediziner als begleitende Therapie Diabetikern gern Salbeiwein.

Durchfall/Reizdarmsyndrom

Salbei entspannt verspannte Darmmuskeln, wirkt antientzündlich und krampflösend, und seine Gerbstoffe schützen die Darmschleimhaut. Seine antibiotischen Substanzen wirken gegen das Kolibakterium *Escherichia coli*, dieser Erreger gehört mit seinen giftigen Ausscheidungen zu den Hauptauslösern von Durchfallerkrankungen. Salbei bekämpft auch Viren und Pilze. Nehmen Sie im Abstand von 2 Stunden jeweils 15 Tropfen Salbeitinktur ein, verdünnt mit Wasser oder Tee. Nach 24 Stunden kann die Dosis auf 3-mal täglich 15 Tropfen reduziert werden. Sie können dazu ½ Liter Salbeitee über den Tag verteilt trinken.

Jörg Zittlau empfiehlt bei Durchfall Apfelbrei mit Salbei.[120] Dafür braucht man 2 Äpfel, 1 Teelöffel Honig, 1 Teelöffel zerkleinerte Salbeiblätter, 1 Esslöffel Butter oder Pflanzenbutter und 1 Messerspitze edelsüßen Paprika. Äpfel schälen, entkernen und klein schneiden. Mit einer kleinen Menge Wasser zu Brei zerkochen. Honig,

Salbei und Butter einrühren, mit Paprika abschmecken und etwa 10 Minuten ziehen lassen. Der Brei schmeckt auch lecker ohne therapeutischen Wert! Alternativ kann man bei Durchfall einfach frische gehäckselte Salbeiblätter mit geriebenem Apfel mischen und essen.

Entzündungen

Lesen Sie zum Thema Entzündungen auch Seite 54 ff. Salbei wirkt antientzündlich und verhindert überschießende Entzündungsreaktionen wie den gefürchteten Zytokinensturm. Bei jeglichen Entzündungen wie Gelenkentzündungen, Entzündungen des Hals- und Rachenraums, Gallenblasenentzündungen, Nagelbettentzündungen, Zahnfleischentzündungen, Rheumaschüben und Gicht kann daher innerlich Salbeitee und äußerlich Abtupfen mit Salbeilösung empfohlen werden.

Inhalationen mit Salbei wirken Wunder.

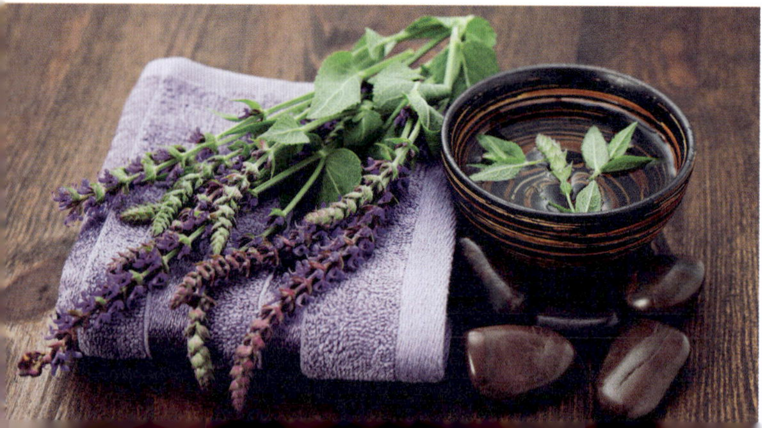

Erkältung/grippaler Infekt

Salbei entschleimt und wirkt antiviral und antibakteriell. Geben Sie 3–4 Tropfen ätherisches Salbeiöl in einen Topf mit kochendem Wasser, und inhalieren Sie für 10–15 Minuten den Dampf auf altbewährte Art, indem Sie ein Badetuch über Kopf und Topf stülpen. Alternativ können Sie auch ein Dampfbad aus Salbei- und Kamillentee zubereiten. Trinken Sie ständig schluckweise heißen Salbeitee oder eine Mischung aus Kamillen- und Salbeitee. Haben Sie Husten und Heiserkeit, gurgeln Sie regelmäßig mit 20 Tropfen Salbeitinktur auf 1 Glas warmes Wasser, und lutschen Sie Salbeibonbons, die ebenfalls keimmindernd in den Atemwegen wirken.

Frostbeulen

Frostbeulen sind rötliche und bläuliche Hautverfärbungen, die schließlich teigig anschwellen. Sie können schon bei Temperaturen zwischen 1 und 4 °C entstehen, wenn man sich nicht witterungsgerecht kleidet. Salbeiöl kann die Durchblutung und damit die Sauerstoffversorgung des betroffenen Hautgewebes verbessern und fördert die Wundheilung. Streichen Sie die betroffenen Stellen mehrmals täglich mit einem Wattebausch ein, der in unverdünntes Salbeiöl getunkt wurde. Sie können die Frostbeulen auch mit Salbeisalbe auf Öl-, Butter- oder Wachsbasis bestreichen, die Sie selbst herstellen können, siehe Seite 112. Oder Sie nehmen die Pernionin N-Salbe auf Salbeibasis (aus der Apotheke), die neben Salbeiöl das hautaufweichende Mittel Methylsalizylat enthält.

Furunkel

Bei Furunkeln geraten Bakterien über feine Haarkanäle in tiefe Hautschichten, wo sie Entzündungen hervorrufen. Salbei wirkt antientzündlich, antibakteriell und schmerzlindernd. Bewährt haben sich Salbeiumschläge aus frischen Blättern: Lassen Sie das frische Kraut 2 Minuten bei geringer Hitze köcheln. Reiben Sie die betroffene Stelle mit Öl ein, legen Sie die warmen Salbeiblätter auf, umwickeln Sie sie mit einer Mullbinde, und lassen Sie sie möglichst 1–2 Stunden einwirken. Machen Sie einen solchen Salbeiumschlag mindestens einmal täglich. Alternativ können Sie frische Salbeiblätter mit einem Nudelholz pressen und die Auflage mindestens einmal täglich 1–2 Stunden auf die Haut legen und einwirken lassen.

Fußpilz

Die ätherischen Öle im Salbei hemmen das Wachstum von Hautpilzarten. Die Gerbstoffe härten die Oberfläche der Fußhaut und schützen sie so vor Infektionen. Die Schweißbildung wird reduziert und das Milieu fürs Pilzwachstum verändert. Nehmen Sie täglich ein bis zwei

Fußbäder. Geben Sie 5 Esslöffel Salbeiblätter in eine Fußbadewanne, und gießen Sie heißes Wasser darüber. Wenn das Wasser genügend abgekühlt ist, stellen Sie die Füße für etwa 10 Minuten hinein. Das Wasser muss über die Knöchel gehen. Trocknen Sie danach die Füße gründlich ab, oder föhnen Sie sie am besten. Haben Sie starken Fußpilz, bestreichen Sie die betroffenen Hautpartien mit einem Wattestäbchen, das in unverdünntes Salbeiöl getunkt wurde.

Gallenblasenentzündung

Eine schwere Gallenblasenentzündung gehört in die Hände eines Arztes, und die Salbei-Anwendungen können nur ergänzend eingesetzt werden. Die Bitterstoffe in Salbei fördern den Gallenfluss, wodurch die Gallenblase entlastet wird. Außerdem wirkt Salbei entzündungshemmend und schmerzlindernd. Bei leichten Formen der Erkrankung trinken Sie täglich 3 Tassen Salbeitee und nehmen vor den Mahlzeiten 15–20 Tropfen Salbeitinktur in Tee oder Wasser ein. Als Fertigpräparat haben sich die Leber-Galle-Kräutertropfen von Salus bewährt.

Gedächtnisschwäche

Lesen Sie zum Thema Gedächtnis auch Seite 67 ff.
Traditionell wird Salbei eingesetzt, um Gedächtnis und Konzentration zu verbessern. Moderne Studien bestä-

tigen die Wirkung. Salbeitee oder eine Teemischung aus Salbeitee und Rosmarin, 2–3 Tassen am Tag, wird empfohlen.[121] Nicht nur ältere Menschen profitieren von der gedächtnisstärkenden Wirkung des Salbeis, sondern auch jüngere.

Halsschmerzen

Siehe auch Laryngitis.
Die bei Kehlkopfentzündung (Laryngitis) empfohlene Anwendung hilft auch bei Hals-/Rachenschmerzen.

Hauterkrankungen

Salbei wirkt antientzündlich und antibakteriell. Bei trockenen Ekzemen und Schuppenflechte können Auflagen mit frischen Salbeiblättern oder Auflagen mit Salbeiabkochung helfen. Frische Salbeiblätter werden dazu mit einem Nudelholz zerquetscht, aufgelegt und mit einem Tuch abgedeckt. Die Einwirkzeit beträgt 15–20 Minuten. Rezepte für Masken und Gesichtswasser für Problemhaut auf Salbeibasis finden Sie im Kapitel »Heil- und Schönheitsmittel selbst herstellen«, Seite 110 ff.

Hirnleistungsstörungen

Lesen Sie zum Thema Gedächtnis und Alzheimer auf Seite 67 ff. nach.

Salbei verhindert durch seine starken Antioxidantien neurodegenerative Prozesse wie Gedächtnisverlust, Demenz und Alzheimer. Besonders die Salbeiblüten wirken darüber hinaus nervenstärkend und durchblutungsfördernd. Inhaltsstoffe der Salbeiblüte sind in Arhama-Terno (Bombastus) enthalten und können sowohl bei leichter Konzentrationsschwäche als auch bei einer manifesten Alzheimer-Erkrankung eingesetzt werden.

Husten

Salbei wirkt schmerzlindernd sowie krampf- und schleimlösend. Machen Sie ein heißes Dampfbad mit gleichen Teilen Salbei- und Thymiantee, alternativ mit 3 Tropfen ätherischem Öl oder 10 Hustentropfen auf Salbeibasis (Bombastus) auf 3 Liter kochendes Wasser. Je nach Verträglichkeit wird ein- bis zweimal täglich 10–15 Minuten lang inhaliert und dabei langsam abwechselnd durch Mund und Nase eingeatmet. Beim Inhalieren sollten Kopf, Oberkörper und die Schüssel zeltartig mit einem Badetuch überdeckt sein. Hilfreich bei Husten kann auch Salbeihonig sein.

Insektenstiche

Salbei wirkt antientzündlich und kann daher Schwellungen aufgrund von Insektenstichen verhindern oder abmildern. Reinigen Sie die Wunde mit Wasser und

Seife, und geben Sie für eine halbe Stunde eine Kältekompresse darauf. Machen Sie dann einen Umschlag mit Salbeitinktur oder mit verdünntem Salbeiöl, mit Olivenöl im Verhältnis 1:3 verdünnt. Die Anwendung sollte mindestens eine Stunde dauern und häufig wiederholt werden. Wenn Sie frische Salbeiblätter zur Hand haben, können Sie die Einstichstelle auch mit zerquetschten Blättern belegen. Alternativ geben Sie einen Tropfen ätherisches Salbeiöl auf einen Wattebausch und betupfen damit die Einstichstelle.

Kopfschmerzen

Salbei entspannt und wirkt schmerzlindernd. Geben Sie 2 Tropfen ätherisches Muskatellersalbeiöl in 1 Teelöffel Mandelöl, und massieren Sie mit dieser Mischung die Schläfen und den Nacken.

Laryngitis

Eine Kehlkopfentzündung kann viral oder bakteriell bedingt sein und zu vorübergehendem Stimmverlust führen. Gurgeln Sie alle halbe Stunde mit starkem Salbeitee oder einer Mischung aus Thymian und Salbei. Statt ihn auszuspucken, schlucken Sie ihn runter. Die Gurgellösung können Sie mit einigen Tropfen Original Sedative-Essenz (Bombastus) anreichern. Alternativ können Sie 50 Tropfen Salbeitinktur in warmem Wasser

auflösen und damit gurgeln. Auch eine Dampfinhalation ist nützlich. Kippen Sie kochendes Wasser über frische Salbeiblätter, oder geben Sie 2 Tropfen des ätherischen Öls vom Spanischen Salbei in kochendes Wasser. Geben Sie ein Badetuch über sich und das Gefäß, und inhalieren Sie tief, bis der Dampf nachlässt und die Flüssigkeit abgekühlt ist. Zwischen den Anwendungen können Sie Salbeibonbons oder Salbeipastillen lutschen.
Als Salbeitherapeutikum für Mund-, Rachen- und Halsbeschwerden hat sich auch Aperisan Salbei-Gel, ein Monopräparat aus Salbei, bewährt. Gels haben bei Mundproblemen den Vorteil, dass sie nicht so leicht mit dem Speichel fortgespült werden. Auch Abtei Hustentropfen auf Salbeibasis können helfen. Alle flüssigen Salbeizubereitungen, die für die Behandlung von übermäßigem Schweiß gedacht sind, sind auch zur Therapie von Mund- und Rachenentzündungen geeignet.

Libidoverlust

Muskatellersalbei und Gartensalbei gelten seit alters her als Aphrodisiaka. Beide entgiften, und Muskatellersalbei hat darüber hinaus eine leicht euphorisierende Wirkung. Vermischen Sie 5 Tropfen ätherisches Salbeiöl mit 2 Teelöffeln Mandelöl, und massieren Sie sich gegenseitig den Rücken, die Brust und den Unterleib. Auch eine Aromalampe mit Muskatellersalbeiöl wirkt aphrodisierend.

Lippenherpes

Etwa 90 Prozent der Bevölkerung tragen den Herpes-simplex-Virus in sich, der Lippenherpes verursacht, wenn das Immunsystem zum Beispiel aufgrund von Stress »schläft« und nicht so aktiv ist wie sonst. Salbei hemmt das Wachstum von Herpesviren. Bei Herpes haben sich Lösungen aus Salbeiextrakten bewährt, die für akute Entzündungen der Mundhöhle zugelassen sind. »Diese müssen alle vier Stunden aufgetupft werden«.[122] Die Behandlung sollte schon im ersten Stadium des Kribbelns auf den Lippen einsetzen. Ich hatte gerade einen schönen Heilerfolg mit ätherischem Salbeiöl. Es begann sich bei mir durch Sonnenexposition auf der Unterlippe ein Herpesbläschen zu entwickeln. Eine Apotheke war kilometerweit weg, ich der Landessprache nicht mächtig, und so hatte ich das Ganze schon einen Tag verschleppt, was eine Therapie eigentlich aussichtslos machte. Trotzdem tupfte ich 1 Tropfen Salbeiöl auf die schon schmerzende und leicht erhabene Stelle. Am nächsten Morgen war nichts mehr zu spüren.
Meine Tochter hat eine ähnliche Erfahrung mit stark konzentriertem Salbeiextrakt aus frischen Blättern gemacht. Dazu hatte sie Salbeiblätter in einer Pfanne mit Öl geschmort und das Öl mit Wattestäbchen auf die schmerzende Stelle getupft. Am nächsten Morgen war das Herpesbläschen weg.

Mandelentzündung

Wenn Mandelentzündungen bei Kindern häufig auftreten, kann körperlicher Stress dahinterstecken wie eine Nahrungsmittelallergie. Das Immunsystem ist dann ständig gefordert, weil es sich mit dem Allergen auseinandersetzen muss. Kochen Sie starken Salbeitee, lassen Sie ihn abkühlen und das Kind am besten alle halbe Stunde damit gurgeln. Der Tee sollte möglichst lange im Mund gehalten und nicht zu früh ausgespuckt werden, damit die antibakteriellen Eigenschaften des Salbeis voll zum Tragen kommen.

Menstruationsbeschwerden

Wenn Sie Menstruationsbeschwerden wie Krämpfe haben, geben Sie 2 Tropfen ätherisches Salbeiöl in 1 Teelöffel Mandelöl, vermischen Sie die Öle und massieren Sie damit Ihren Unterbauch, bei Bedarf alle 2–4 Stunden. Es wäre gut, wenn Sie im letzten Drittel Ihres Zyklus täglich 2–3 Tassen Salbeitee trinken, alternativ eine Teemischung aus Salbei, Gänsefingerkraut und Schafgarbe zu gleichen Teilen. Die Phytoöstrogene im Salbei gleichen den weiblichen Hormonspiegel aus und schwächen zu starke Monatsblutungen ab, können andererseits bei ausbleibender Menstruation die Regel auslösen und den Zyklus regulieren. Bei Frauen mit zu starker Regelblutung verringert Salbei den allmonatlichen Blutverlust.

Schwangere und Stillende sollten Salbei wegen seiner adstringierenden, zusammenziehenden Wirkung meiden, weil Gebärmutterkontraktionen ausgelöst werden können bzw. die Milchmenge verringert werden kann.

Morbus Parkinson

Salbei kann die Krankheit nicht heilen, aber die Begleiterscheinung der exzessiven Speichelbildung reduzieren, unter der viele Betroffene leiden. Dreimal täglich Salbeitee wird hier empfohlen.[123] Als Prophylaxe – Morbus Parkinson gehört zu den neurodegenerativen Erkrankungen – empfehle ich 2–3 Tassen Salbeitee pro Tag oder verdünnte Salbeitinktur.

Mundfäule (Stomatitis)

Jörg Zittlau bezeichnet Stomatitis, eine schmerzhafte und schwere Mundschleimhautentzündung, als »Spezialgebiet des Salbeis«,[124] weil das Virenwachstum ausgebremst wird und die starken Schmerzen und Entzündungen abgemildert werden. Häufig tritt die *Stomatitis herpetica* auf, die durch Herpesviren ausgelöst wird. Die Stomatitis betrifft vor allem Kinder. Das Spülen mit Salbeitee reicht meist nicht aus. In der Apotheke gibt es eine leimige Salbeilösung, Aperisan Salbei-Gel (Dentinox), Viru-Salvystat (Ysat). Mit einem Wattestäbchen wird das Gel behutsam auf die betroffenen Stellen aufgetragen. Auch Salbeitropfen (z. B. von Bio-Diät) können helfen.

Mundgeruch

In der Volksmedizin wird bei Mundgeruch das Zerkauen frischer Salbeiblätter empfohlen. Wer gerade keine frischen Blätter zur Hand hat, kann mit einer Mischung aus 100 Millilitern Wasser mit 3 Tropfen Salbeiöl oder 15 Tropfen Salbeitinktur gurgeln. Diese Anwendung sollte man mehrmals am Tag wiederholen. Die ätherischen Öle im Salbei wirken desinfizierend auf fäulnisfördernde Keime und stabilisieren das Bakterienmilieu im Mund. Kochen Sie mit Salbei, sodass sich dessen antibakterielle Wirkung auch im Magen entfalten kann. Hildegard von Bingen empfahl, Salbeiblätter in Wein zu kochen und abzuseihen. Das helfe gegen Mundgeruch und Überfluss an »Schadsäften« und erreiche damit tiefer im Verdauungstrakt gelegene Ursachen für Mundgeruch.[125]

Nagelbettentzündung

Eine Nagelbettentzündung ist sehr schmerzhaft. Die Haut um das Nagelbett herum ist rot, verdickt und schmerzempfindlich. Ursache sind Bakterien, die ins Nagelbett vorgedrungen sind. Salbei wirkt antibakteriell und entzündungshemmend. Bereiten Sie ein Salbeiseifenbad zu. Dafür lösen Sie 1 Esslöffel Schmierseife

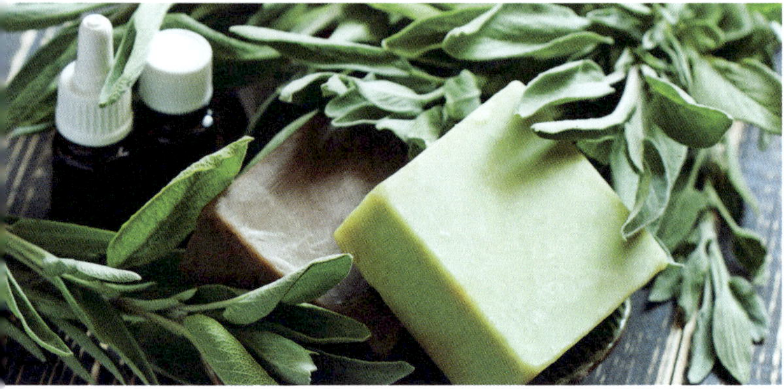

Salbeiseife

in 250 Millilitern warmem Wasser auf. Vermischen Sie diese Lösung mit 2 gehäuften Teelöffeln getrockneten – alternativ 6 Teelöffeln frischen – Salbeiblättern, kochen Sie die Mischung auf, und lassen Sie sie 5 Minuten köcheln. Seihen Sie alles durch ein Tuch oder Sieb ab. Alternativ setzen Sie dem altbewährten Seifenbad mit Kernseife 20 Tropfen Salbeitinktur zu. Baden Sie den entzündeten Finger in dem heißen Salbeiseifenbad etwa 10 Minuten lang, und das mehrmals am Tag. Zwischendurch betupfen Sie das Nagelbett mit ätherischem Salbeiöl.

Nerven

Salbeiblätter und -blüten in Wein gekocht harmonisieren innerlich und auch als Einreibung angewendet das Nervensystem. Sie können es auch mit einer Aromatherapie mit ätherischem Öl vom Muskatellersalbei probieren. Siehe auch »Burn-out«, Seite 80 ff.

Prämenstruelles Syndrom (PMS)

Salbei enthält Phytoöstrogene, die den weiblichen Hormonhaushalt ausgleichen. Das Prämenstruelle Syndrom kann sich durch Symptome wie eine trübe oder gereizte Stimmung, Verstopfung, Brustspannen und Kopfschmerzen äußern. Trinken Sie im letzten Drittel des Monatszyklus eine Mischung aus Salbei- und Frauenmanteltee.

Schweißbildung, übermäßige (Hyperhidrosis)

Geben Sie 10 Tropfen ätherisches Salbeiöl zusammen mit 250 Millilitern Wasser in eine Spraydose aus Plastik, und sprühen Sie damit die Achselhöhlen ein. In der Apotheke gibt es auch Deodorants auf Salbeibasis. Trinken Sie täglich 3 Tassen Salbeitee. Salbei ist die effektivste Heilpflanze, um extreme Schweißbildung zu reduzieren, weil er die Produktion der Schweißdrüsen durch seine adstringierende Wirkung hemmt. In Studien wurde eine Reduktion von bis zu 52 Prozent erzielt bei nur 220 Milligramm Salbeipulver.[126] Sehr wirksam ist auch Presssaft aus frischem Salbeikraut. Die Dosierung lautet: zweimal täglich vor den Mahlzeiten 1 Esslöffel. Weitere Salbei-Antihidrotika – schweißhemmende Mittel – sind Sweatosan (Heilpflanzenwohl), ein Salbeiextrakt in Form von Dragees, und Salbei Curarina Tropfen (Harras) sowie Salvysat Dragées und Lösung (Ysat Bürger). Sie können es auch zusätzlich mit der homöopathischen Aufbereitung Salvia officinalis D6 (z. B. von DHU) probieren.

Stress

Das ätherische Öl des Spanischen Salbeis oder des Muskatellersalbeis wirkt gut bei Erschöpfung und stressbedingten Erkrankungen. Geben Sie davon 5 Tropfen ins Badewasser; oder geben Sie 2 Tropfen in 1 Teelöffel Mandelöl, und massieren Sie sich damit den Nacken und die Schläfen. Bitten Sie jemanden um eine Rückenmassage mit dieser Ölmischung.

Venenerkrankungen

Venenerkrankungen sind verbreitet, etwa 27 Millionen Menschen in Deutschland sind davon betroffen, fast die Hälfte davon sind Männer. Äußerlich können Sie Besenreiser, Krampfadern und geschwollene Beine mit Varicylum-S Salbeicreme (Pharma Liebermann) behandeln. Trinken Sie täglich bis zu 3 Tassen Salbeitee, und bewegen Sie sich regelmäßig.

Verbrennungen

Nach Kühlung mit kaltem Wasser geben Sie 3 Tropfen ätherisches Öl vom Muskatellersalbei und 6 Tropfen Wasser auf ein steriles Tuch und fixieren es über der verbrannten Stelle. Wiederholen Sie dies alle 2–3 Stunden.

Verdauungsstörungen

Salbei ist ein wirkungsvolles Heilmittel für den Darmbereich und wird dafür noch viel zu wenig eingesetzt. Salbeitee kann entzündliche Prozesse stoppen und den gereizten Verdauungstrakt beruhigen. Bei Darmproblemen ist ein Monopräparat aus Salbei wirkungsvoller als Kombinationspräparate. Das ätherische Öl des Muskatellersalbeis ist ideal, um den Darm zu entspannen. Geben Sie 2–3 Tropfen in einen Teelöffel Mandelöl, und massieren Sie mit dieser Mischung sanft den Bauch. Diese Massage hilft auch bei Blähungen und Verstopfung. Trinken Sie dreimal täglich eine Tasse Salbeitee, alternativ verwenden Sie Salbeitropfen nach Anwendungsempfehlung oder Presssaft aus frischem Salbeikraut (zweimal täglich vor den Mahlzeiten 1 Esslöffel). Alle flüssigen Salbeizubereitungen, die für die Behandlung von übermäßigem Schweiß gedacht sind, sind auch zur Therapie von Darmproblemen geeignet. Naturheilärzte verschreiben ihren Patienten mit Verdauungsproblemen oft Salbeiwein.

Wechseljahresbeschwerden

Die Hormonproduktion vom weiblichen Östrogen lässt nach, und dies kann mit vielerlei Beschwerden einhergehen: Haarausfall, Verlust der Libido, Hitzewallungen (vor allem nachts), Nervosität, Kopfschmerzen, Reizbarkeit, Schlafproblemen, Knochenschwund, Blasenschwäche und Herzbeschwerden. Manche Frauen nehmen Hitzewallungen mit Humor: »Ich habe keine Hitzewallungen – ich mache nur Kurzferien in den Tropen.« Das erste Anzeichen der Wechseljahre ist sozusagen ein kaputter Thermostat, der Wärmehaushalt kommt durcheinander. Nachts führen Hitzewallungen häufig zu Einschlaf- und Durchschlafstörungen und in der Folge zu Müdigkeit, Leistungseinbußen und Stress. Salbei hilft auf vielerlei Weise bei Wechseljahresbeschwerden. Seine Phytoöstrogene mildern den Hormonabfall und lindern die psychischen Beschwerden.

Salbei ist die Pflanze schlechthin als Heilmittel gegen Hitzewallungen und Schweißausbrüche.

Trinken Sie täglich 3 Likörgläschen frischen Salbeisaft aus der Apotheke oder dem Reformhaus, alternativ 2–3 Tassen Salbeitee am Tag, oder geben Sie zu den Hauptmahlzeiten 25 Tropfen Salbeitinktur in 1 Glas Wasser, und trinken Sie es.

Wenn Sie unter seelischen Problemen leiden, mischen Sie Salbeitee zu gleichen Teilen mit Johanniskraut; stehen bei Ihnen Schlafstörungen im Vordergrund, mischen

Sie Salbei mit Baldrian. Auch Ausdauersportarten wie Radfahren, Schwimmen und Joggen wirken ausgleichend auf den Hormonspiegel.

TIPP

Sie möchten weitere Informationen zum Thema Salbei in der Menopause? Ich empfehle Ihnen den Artikel »Wechseljahre: Cool bleiben mit Salbei«[127].

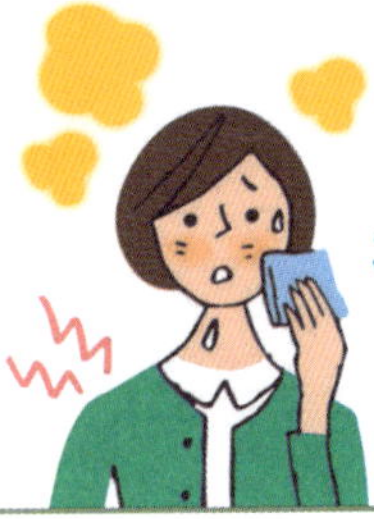

Wunden und Schnitte

Geben Sie 5 Tropfen ätherisches Salbeiöl in eine Tasse mit heißem Wasser, um den Schnitt oder die Wunde zu reinigen. Decken Sie danach die Wunde mit einem sterilen Tuch oder einem Pflaster ab. Die Wundheilung wird durch Salbei gefördert. Salbei wirkt blutstillend und reinigend bei unreinen Wunden. Bei eitrigen Wunden können Sie Salbeiblätter mit Rotwein ansetzen und zum Reinigen der Wunde verwenden. Frische Salbeiblätter, gehäckselt oder ganz, auf kleine Wunden aufgelegt, fördern die Wundheilung. Ich hatte sogar mit einer Schnittwunde Erfolg, auf die ich mangels frischer Blätter Salbeitee gegeben und ein Pflaster darübergeklebt hatte. Die Wunde heilte überraschend schnell ab.

Zahnen

An den Durchbruchstellen der Zähne kommt es zu Spannungen, Rötungen und Schmerzen. Das Kind ist unruhig, hat vielleicht Fieber und schreit häufig. Salbei ist schmerzstillend und entzündungshemmend und zählt daher zu den traditionellen Hausmitteln beim kindlichen Zahnen. Greifen Sie auf Salbeizahnungsgels (z. B. Osa Pflanzen-Zahngel) aus der Apotheke zurück; alle anderen Salbeizubereitungen würden nicht lange genug mit dem Zahnfleisch in Kontakt bleiben.

Zahnfleischentzündung

Zahnfleischentzündungen oder Parodontitis sollte man nicht auf die leichte Schulter nehmen. Bei chronischem Verlauf schwindet das Zahnfleisch, die Zähne lockern sich. Durch Läsionen, kleine Risse im Zahnfleisch, können sich Bakterien in die Blutbahn einschleusen und zum Beispiel zu einer Herzmuskelentzündung führen. Salbei hat sich bei Zahnfleischentzündungen seit Jahrtausenden bewährt. Viele Studien bestätigen die antientzündliche, schmerzstillende und antibiotische Wirkung. Zusätzlich beschleunigt Salbei die Wundheilung. Sie können mit verdünntem Salbeiöl den Mund spülen – 4 Tropfen auf 100 Milliliter Wasser. Noch wirksamer ist aber die Behandlung mit Salbeigels (z. B. Aperisan Salbei-Gel) aus der Apotheke, da sie nicht so

schnell durch den Speichel weggespült werden. Tragen Sie das Gel mehrmals täglich mit einem Wattestäbchen auf die schmerzenden Stellen auf.
Auch eine morgendliche Ölziehkur ist empfehlenswert. Auf 100 ml Sesamöl werden 5 Tropfen ätherisches Salbeiöl gegeben und gut vermischt. Morgens nach dem Aufstehen wird der Mund 5–10 Minuten mit einem Schluck dieser Ölmischung intensiv gespült. Anschließend spucken Sie das Ganze aus. Danach die Zähne putzen, um etwaige Ölreste zu entfernen. In der Ayurveda-Lehre verwendet man zum Ölziehen Öl aus schwarzem Sesam, weil es noch heilkräftiger ist.[128]

INFO

SCHÖNE WEIßE ZÄHNE

Geben Sie einfach 1 Tropfen Salbeiöl in die Portion handelsübliche Zahncreme, die Sie zum Zähneputzen benutzen. Mit der Zeit werden die Zähne weißer.

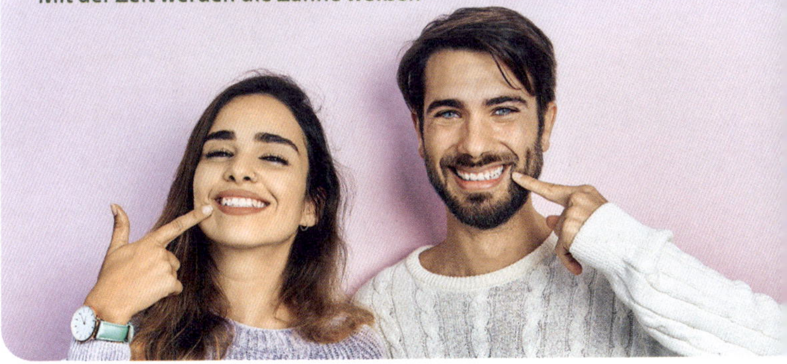

Besteht die Gefahr der Überdosierung?

Wichtig ist: Nehmen Sie in der Schwangerschaft und Stillzeit aufgrund der zusammenziehenden Wirkung der Gerbstoffe keine Salbeiprodukte zu sich. Salbei könnte zu Gebärmutterkontraktionen bzw. zum Versiegen des Milchflusses führen. Zur Erleichterung der Geburt, nach Absprache mit dem Arzt, und zum Abstillen sind Salbeiprodukte dagegen ideal. Salbei wird als sicher eingestuft und wurde von der Volksmedizin seit sehr langer Zeit ohne bekannte Nebenwirkungen verwendet. Der Konsum der Teedroge wird als gesund und von gesunden Erwachsenen als gut verträglich beschrieben.[129]

EXTRA

Holen Sie sich bei Fragen stets ärztlichen Rat ein!

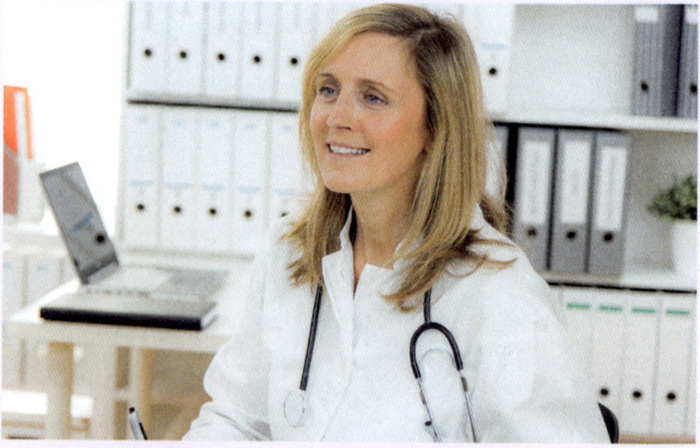

»Der normale Gebrauch von Salbeiblättern ist sehr sicher, aber es können Nebenwirkungen bei einem exzessiven Gebrauch oder bei Nutzung der ätherischen Salbeiöle auftreten, die reich an Thujonen sind.«[130]
Man fand heraus, dass die bioaktive Konzentration von ätherischem Salbeiöl keinen Einfluss hat auf große Fresszellen und Epidermiszellen von Säugetieren und Menschen. Daher wird ätherisches Salbeiöl auch als sicher eingestuft für kosmetische und pharmazeutische Anwendungen.[131]
Der Ausschuss für pflanzliche Arzneimittel (engl. *Committee on Herbal Medicinal Products,* kurz HMPC) der Europäischen Arzneimittel-Agentur EMA hat 2015 die finale Fassung der revidierten Monografie »Salvia officinalis L., folium« veröffentlicht.[132] Danach ist Salbei auch zur Langzeitanwendung geeignet. Die Dosierungsempfehlung für Thujone wurde auf 6 Milligramm pro Tag und Person heraufgesetzt, und der Thujon-Gehalt ist auf jeder Charge eines salbeihaltigen Arzneimittels angegeben. Die Dauer der Selbstmedikation wird begrenzt – nicht wegen toxikologischer Risiken, sondern wegen Bedenken gegenüber einer unkontrollierten Selbstmedikation. Bei Entzündungen im Mund- und Rachenraum soll nach einer Woche, bei Verdauungsbeschwerden nach zwei Wochen, bei Hautentzündungen ebenfalls nach zwei Wochen und bei übermäßiger Schweißentwicklung nach sechs Wochen ein Arzt konsultiert werden. In der »Deutschen Apotheker Zeitung« heißt es

daher unter »Salbei auch zur Langzeitanwendung«: »Mit der Revision der Monografie stehen Salbeizubereitungen dem Arznei-Portfolio auch in Zukunft als sichere phytotherapeutische Option zur Verfügung.«[133]
Jörg Zittlau empfiehlt in seinem Buch über Salbei ätherisches Salbeiöl auch für die innere Anwendung in Tropfenform.[134] »Man muss schon sehr viel destilliertes Salbeiöl zu sich nehmen, um ein Vergiftungsrisiko einzugehen. Die normale Dosierung von 0,1 bis 0,3 Gramm pro Tag führt hingegen zu keinen Nebenwirkungen.« Natürlich geht auch niemand ein Risiko ein, der auf Salbeizubereitungen wie Tee, Tinkturen oder andere Extrakte zurückgreift, in denen der Ölgehalt nicht durch Destillieren erhöht wurde.

Hilfreiche ätherische Öle gibt es von vielen Heilkräutern.

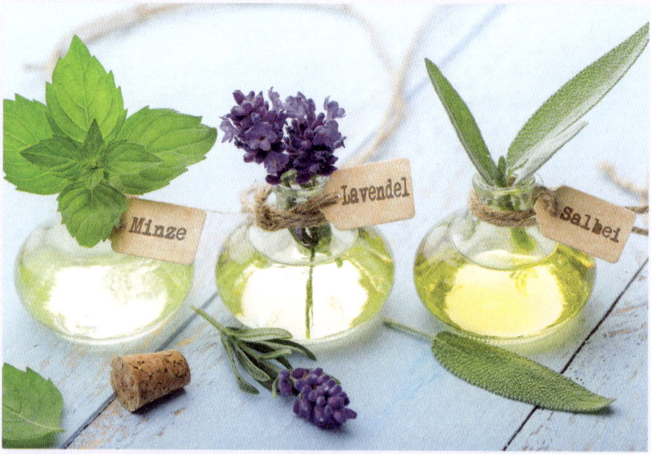

TIPP

Ich gehe vorsichtshalber »auf Nummer sicher« und verwende für die innere Anwendung ausschließlich das ätherische Öl vom Muskatellersalbei, lateinisch **Salvia sclarea,** *das keine Thujone enthält und ähnliche Heilwirkungen aufweist wie der Gartensalbei. Auch Spanischer Salbei,* **Salvia lavandulifolia,** *ist als ätherisches Öl erhältlich und enthält nur äußerst geringe Thujon-Konzentrationen, zwischen 0,72 und 1,86 Prozent im Vergleich zu den etwa 50 Prozent des ätherischen Öls von Gartensalbei.*[135]
Aber es gilt: »Unabhängige Wissenschaftler zählen **Salvia officinalis** *zu denjenigen Heilpflanzen, die so gut wie kein Allergiepotenzial besitzen.«*[136] *Blätter, Blüten und die Auszüge daraus wie Salbeitinktur, Salbeiessig, Salbeilikör und Salbeiwein können Sie also ohne Bedenken konsumieren, ausschließlich beim ätherischen Salbeiöl sollten Sie Vorsicht walten lassen. Da es aber thujonarme oder sogar thujonfreie Alternativen – Spanischer Salbei und Muskatellersalbei – gibt, ist auch die innere Verwendung von Salbeiölen möglich.*

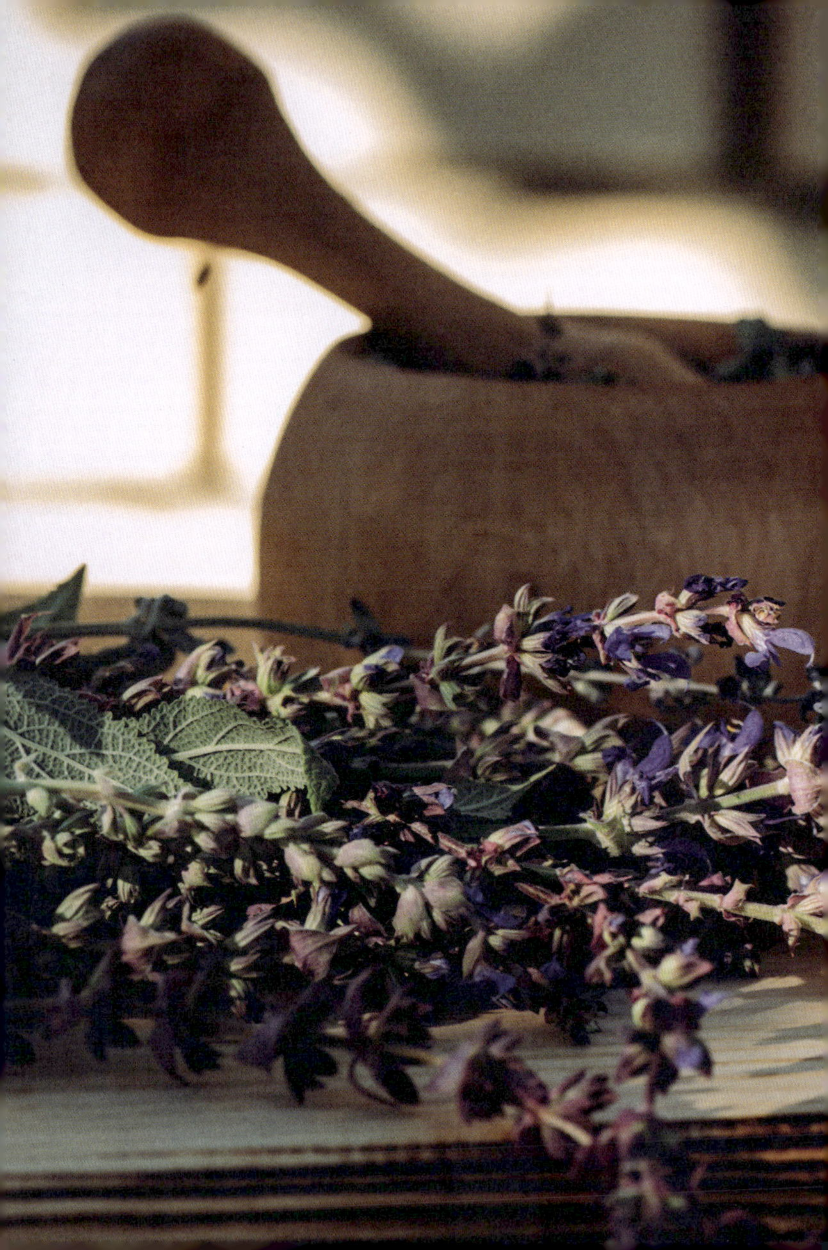

Do it yourself – Rezepte für Körper und Küche

Salbei macht schön – von innen wie von außen. Er ist ein echtes Plus für die Küche, gibt Gerichten das gewisse Extra und wertet es in Sachen Gesundheit auf.

Heil- und Schönheitsmittel selbst herstellen

Ätherisches Salbeiöl wird durch einen aufwendigen Destillationsprozess gewonnen, daher können Sie es nicht selbst herstellen, sondern müssen es sich in der Apotheke, im Reformhaus oder im Internet besorgen. Die »Salbei-Autorin« Penelope Ody empfiehlt Muskatellersalbei-Öl für die innere Einnahme, weil es keinerlei Thujone enthält. Dieser Empfehlung schließe ich mich an.

Verschiedene Salbeiprodukte

Dekokt

Hierfür setzen Sie Salbeiblätter über Nacht in kaltem Wasser an, erwärmen diese morgens langsam und kochen sie 30 Minuten lang; dann wird abgeseiht. Das ätherische Öl geht dabei weitestgehend verloren, dafür werden harzartige, kautschukähnliche Pflanzenteile gelöst. In dieser Abkochung sind Bitter- und Gerbstoffe konzentriert enthalten, ein Dekokt hilft besonders wirksam bei Gefäßverkalkung (Arteriosklerose), Steinleiden, Hauterkrankungen und Läsionen. Harze, Bitter- und Gerbstoffe wirken zusammenziehend, desinfizierend und schmerzlindernd. Außerdem befeuern sie den Stoffwechsel und die Verdauung.

Auch beim Rotwurzelsalbei *Salvia miltiorrhiza,* in der TCM »Don Shen« genannt, macht man eine Abkochung wie links beschrieben, nur aus der Wurzel und nicht aus den Blättern. Die Salbeiwurzeln gibt man in einen Topf, bedeckt sie mit kaltem Wasser und bringt sie zum Kochen. Etwa 25 Minuten kochen lassen, bis die Flüssigkeit um ein Drittel reduziert ist. Den Sud durch ein Sieb in einen Krug abseihen. Die für eine Anwendung benötigte Menge in eine Tasse gießen und den Rest kühl und verschlossen aufbewahren und portionsweise bei Bedarf erwärmen. Täglich morgens eine Tasse auf nüchternen Magen trinken.

Essig

Eine Handvoll frischer Salbeiblüten wird in 0,5 Liter Essig eingelegt und nach 14 Tagen abfiltriert. Dieser Essig wird äußerlich bei Kopfschmerzen auf Stirn und Nacken aufgetragen. Möchte man die Nerven stärken, bittet man einen Freund oder eine Freundin, einmal täglich die Wirbelsäule von oben nach unten einzureiben.

Lösung

3 Tropfen ätherisches Salbeiöl werden in 100 Millilitern Wasser gelöst und zum Beispiel bei Schleimhautgeschwüren angewendet.

Salbe

Schmelzen Sie 15 Gramm Bienenwachs (aus der Apotheke) mit 100 Millilitern Olivenöl im Wasserbad, und vermischen Sie dies mit einer Handvoll frischer Salbeiblätter oder -blüten. Lassen Sie alles aufkochen, seihen Sie es ab, und lassen Sie die Mischung unter Rühren abkühlen. Mit dieser Salbe können Sie kleine Wunden, Insektenstiche, Verbrennungen und Furunkel behandeln.

INFO

SALBEISALBE »UNGUENTUM SIMPLEX«

Dieses Rezept, eine weitere vegetarische Variante, stammt aus dem Jahr 1867.[137] Schmelzen Sie 60 Gramm Bienenwachs und 90 Gramm Kokosöl im Wasserbad. Dann eine Handvoll frischer Salbeiblätter hinzugeben, aufkochen lassen und abseihen. 90 Milliliter Mandelöl dazugießen und so lange rühren, bis die Mischung abgekühlt ist. In ein Honigglas abfüllen. Diese Salbeisalbe zieht sehr gut in die Haut ein und eignet sich zur Behandlung von Hauterkrankungen wie Abszessen und Furunkeln.

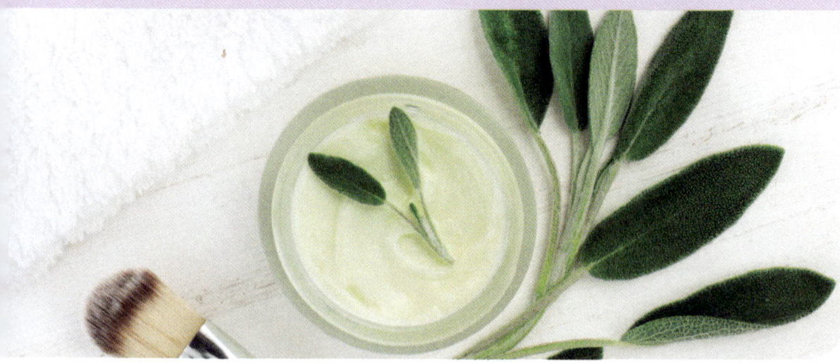

Sirup

Lösen Sie 1 Kilogramm Rohrohrzucker bzw. Ursüße in 1 Liter kochendem Wasser auf, und gießen Sie das Zuckerwasser über eine Schüssel mit frischen Salbeiblüten (lose mit Stielen). Dazu kommt der Saft von 3 Biozitronen. Nach 12 Stunden werden die Blüten abgefiltert und der Sirup in saubere Glasflaschen gefüllt. Er hält sich etwa 1 Jahr. Dieser Sirup pur ist eine Wohltat bei Halsschmerzen und Husten. Sie können daraus auch mit reichlich Wasser verdünnt ein schmackhaftes Getränk mit magisch leuchtender violetter Farbe zaubern, das auch Kinder mögen.

Spülung

Vermischen Sie 20 Milliliter Salbeitinktur mit 80 Millilitern Rosenwasser (aus der Apotheke), und füllen Sie diese Mischung in eine Tröpfchenflasche. Sie eignet sich zur Spülbehandlung von entzündetem Zahnfleisch wie auch bei Scheidenausfluss. Für die Scheidenspülung 1 Esslöffel der Mischung mit 300 Millilitern warmem Wasser vermischen und täglich mehrmals zur Spülung verwenden.

Tee

Bei einem Teeaufguss wird 1 Teelöffel getrockneter oder drei Blätter frischer Salbei mit 1 Tasse kochendem Wasser übergossen und zugedeckt 10 Minuten ziehen gelassen. Ohne Deckel würde ein Teil der ätherischen Öle entweichen. Alternativ zu getrocknetem Salbei können Sie frische Salbeiblätter oder Salbeiblüten ab Juni ernten. Salbeiblütentee schmeckt besonders lecker. Die tägliche Dosis beträgt 3–4 Tassen. Sollte man lieber losen Tee kaufen oder Tee im Filterbeutel? Beides hat Vor- und Nachteile. Im losen Tee sind mehr ätherische Öle enthalten, im Beuteltee ist die Salbeipflanze stärker zerkleinert, was zu einer besseren Extraktion der Wirkstoffe führt. Auf jeden Fall sollte Salbeitee kurzfristig verbraucht und nicht auf Vorrat gekauft werden. Achten Sie auf das Verwendbarkeitsdatum des Herstellers.

Tinktur

Unter Tinktur versteht man einen alkoholischen Drogenauszug. Auf einen Teil Salbeiblüten oder -blätter kommen 5 oder 10 Teile mindestens 50-prozentigen Alkohols. Sie können zum Beispiel 10 Gramm frische Salbeiblätter bzw. -blüten mit 100 Millilitern Alkohol ansetzen und nach 14 Tagen abfiltrieren. Von dieser Tinktur können Sie 15 Tropfen in Wasser zum Spülen und Gurgeln bei Zahnfleisch- und Rachenentzündungen verwenden. Die Dosierung für die innerliche Anwendung z. B. bei Appetitmangel beträgt 2,5 Milliliter (Einzeldosis) und maximal 7,5 Milliliter täglich. In der Salbeitinktur sind die verdauungsfördernden und appetitanregenden Bitterstoffe wesentlich besser gelöst als im Tee.
Die Salbeitinktur ist eine echte Bereicherung für Ihre natürliche Hausapotheke.

Wein

Naturheilärzte verschreiben oft Patienten mit Diabetes oder Menschen mit Verdauungsstörungen Salbeiwein als Medizinalwein in moderaten Mengen. Nach einem reichhaltigen Essen ist er ein exzellentes Verdauungsmittel.
80 Gramm frische Salbeiblätter kommen auf 1 Liter lieblichen Weißwein oder Likörwein wie Marsala oder Porto. Geben Sie die Blätter in ein Glasgefäß, und gießen Sie mit Wein auf. Verschließen Sie das Gefäß, und schütteln Sie es ab und zu vorsichtig.
Nach 2 Wochen ist der Wein reif. Sie können ihn jetzt filtern und in Flaschen füllen. Vor der Verkostung einige Tage ruhen lassen. Ist der Wein zu bitter, geben Sie einen Rosmarinzweig dazu. An einem trockenen, dunklen Aufbewahrungsort hält sich der Wein ca. 1 Jahr.

Salbeiwein hilft bei der Verdauung.

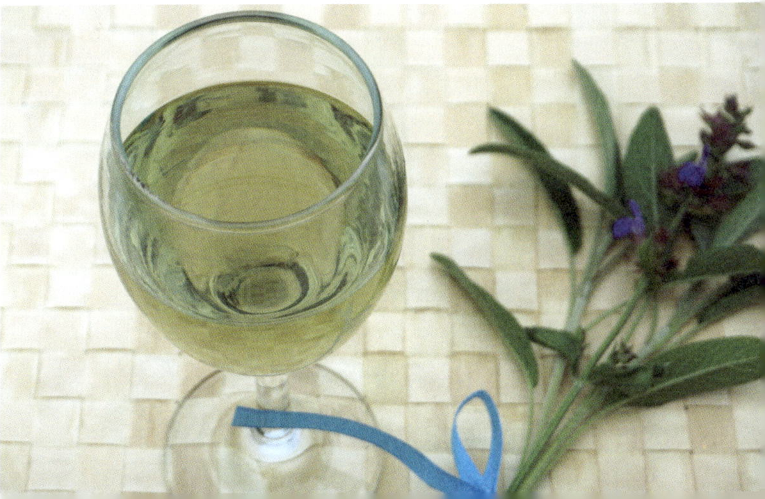

Für Haut und Haar

Im Internet und in Drogerien finden Sie viele Haut- und Haarpflegeprodukte mit Salbei. Warum? Es liegt am antioxidativen Potenzial der Pflanze. Salbei schützt Haut und Haar vor oxidativem Stress zum Beispiel durch UV-Licht und durch Umweltgifte.

Hautpflege

Salbei wirkt antimykotisch, also gegen pathogene Pilze, antiviral und antibakteriell, schmerzlindernd und entzündungshemmend, was ihn auch zur Pflege und Heilung von Haut und Kopfhaut sehr geeignet macht.

Einfache Salbe

Die einfachste Methode, Ihre Kosmetika mit der Power des Salbeis aufzuwerten, ist es, 1 Tropfen Salbeiöl mit 1 Portion Ihrer gewohnten Tages- oder Nachtcreme zu vermischen.

Kräutersalbe für strapazierte Haut[138]

Hierfür brauchen Sie 100 Gramm frische Ringelblumenblüten, 100 Gramm frische Salbeiblätter, 150 Milliliter 90-prozentigen Alkohol, 5 Milliliter Ammoniak (10 Prozent) und 1 Kilogramm Wachssalbe (Apotheke).
Alle Zutaten außer der Wachssalbe vermischen und in einem verschlossenen Glas 12 Stunden durchziehen lassen. Die Flüssigkeit abseihen, in die geschmolzene

Wachssalbe einrühren und im Backofen für 6 Stunden bei 60 °C stehen lassen. Diese Salbe reguliert die Produktion der Talgdrüsen und macht die Haut geschmeidig. Für Gesicht und Körper einsetzbar.

Reinigungscreme

Sie brauchen hierfür 5 Gramm weißes Wachs, 1 Gramm Wollwachsalkohol, 30 Milliliter Vaselineöl und 30 Milliliter Salbeitinktur (aus der Apotheke).
Wachs, Wollwachsalkohol und Vaselineöl im Wasserbad auf 60 °C erhitzen. Dann rühren Sie die Salbeitinktur unter die geschmolzenen Fette und rühren weiter, bis die Creme fest ist. In kleine Töpfchen abfüllen.

Kräuterlotion für trockene und empfindliche Haut

Sie brauchen 2 Teelöffel getrocknete Huflattichblätter, 2 Teelöffel getrocknete Kamillenblüten, 1 Teelöffel getrocknetes Stiefmütterchenkraut, 1 Teelöffel getrocknete Salbeiblätter, 30 Milliliter Alkohol (70 Prozent), 100 Milliliter destilliertes Wasser und 30 Milliliter Rosenwasser.
Die Kräuter mischen und mit Alkohol übergießen. Bedecken Sie die Mischung mit einem Leinen- oder Baumwolltuch, und lassen Sie sie 2 Tage lang ziehen. Danach abseihen und die Kräuter auspressen. Anschließend die Lösung mit destilliertem Wasser und Rosenwasser auffüllen. Tragen Sie die Lösung mit einem mit warmem Wasser angefeuchteten Wattebausch auf.

Gesichtswasser für Mischhaut und unreine Haut

Für dieses Gesichtswasser brauchen Sie 2 Esslöffel frische Salbeiblätter, 2 Esslöffel frische Petersilienblätter, 50 Milliliter Alkohol (70 Prozent) und 200 Milliliter destilliertes Wasser.
Vermischen Sie die Kräuter, und geben Sie die Mischung zusammen mit dem Alkohol in eine gut verschließbare Glasflasche. 10 Tage ziehen lassen, abseihen und die Lösung mit dem destillierten Wasser vermischen. Tränken Sie einen Wattebausch mit dem Gesichtswasser, und reinigen Sie damit vorsichtig Gesicht und Dekolleté.

Gesichtswasser für fettige Haut

Übergießen Sie 2 Esslöffel getrocknete Salbeiblätter mit 100 Millilitern kochendem destilliertem Wasser; lassen Sie den Tee zugedeckt 10 Minuten stehen und seihen ihn dann ab. Vermischen Sie den Aufguss mit 20 Millilitern Alkohol (70 Prozent) und 2 Tropfen Salbeiöl. Das Gesichtswasser zweimal täglich auf das Gesicht auftragen.

Peeling für fettige Haut

Fertigen Sie aus 10 Gramm Weizenkleie, 20 Tropfen Salbeitinktur und Wasser (Menge nach Belieben) eine Peelingmasse an, die Sie kräftig in die Gesichtshaut einreiben. Lassen Sie die Maske in Ruhe etwa 15 Minuten einwirken, dann spülen Sie sie mit reichlich lauwarmem Wasser ab.

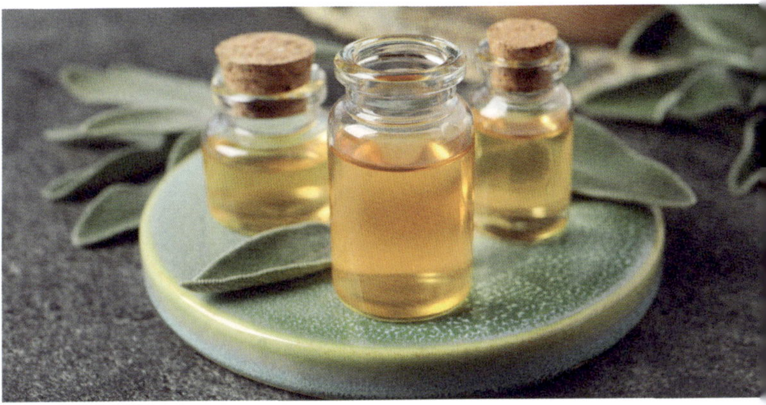

Ein hübsches Geschenk: Öl in kleine Gefäße abgefüllt!

Massageöl

Füllen Sie einen großen Glasbehälter, z. B. ein 1-Liter-Einmachglas, mit 2 Handvoll Salbeiblättern und -blüten. Bedecken Sie das Kraut mit hochwertigem kalt gepresstem Chia-, Traubenkern-, Sesam- oder Hanföl. Lassen Sie die Mischung drei Wochen lang an einem warmen Platz – etwa auf einer nach Süden ausgerichteten Fensterbank – ziehen, seihen Sie die Mischung ab, und lagern Sie das Öl in einer sauberen Glasflasche.

Bad

Gießen Sie 4 Esslöffel Salbeiblätter mit 1 Liter Wasser auf, lassen Sie das Ganze 10 Minuten kochen, und geben Sie den Sud anschließend ins Badewasser. Wenn Sie trockene Haut haben, geben Sie 1–2 Esslöffel Sesamöl dazu.

Haarpflege

Haare spiegeln den Zustand von Körper und Seele wider. Daher werden dichte, glänzende Haare in den meisten Kulturen als Ausdruck von Lebenskraft und Gesundheit betrachtet. Mit schönem Haar haben wir einfach eine tolle Ausstrahlung.

Spülungen für fettiges Haar

Variante 1: Hierfür brauchen Sie 2 Teelöffel Salbei, 1 Teelöffel Thymian, 1 Teelöffel Rosmarin, 60 Milliliter Zitronensaft und 100 Milliliter Wasser.
Die Kräuter mit kochendem Wasser übergießen und 15 Minuten zugedeckt ziehen lassen. Dann abseihen und mit dem Zitronensaft mischen. Nach der Haarwäsche die Spülung in die Haare geben und nicht mehr auswaschen.
Variante 2: Sie brauchen hierfür 5 Tropfen Salbeiöl, 2 Esslöffel Apfelessig und etwa 1 Liter lauwarmes Wasser.
Alles vermischen und die Haare damit einmassieren, einige Minuten einwirken lassen und anschließend mit viel lauwarmem Wasser ausspülen.

Spülung für trockenes Haar

Vermischen Sie etwa 1 Liter Wasser, 2 Esslöffel Apfelessig und 5 Tropfen Salbeiöl. Der Essig verschließt schuppige, spröde Haarschichten und lässt das Haar glänzen. Waschen Sie die Spülung nicht aus!

TIPP

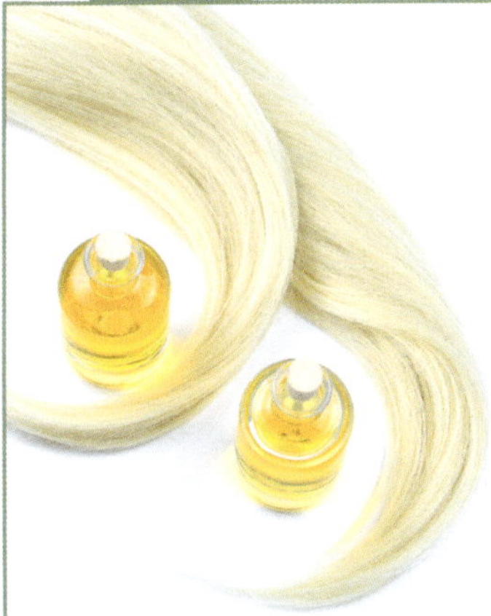

Ich habe sehr trockenes Haar, das auch wegen seiner Länge zu Spliss neigt. In meine übliche Spülung gebe ich einfach in die benötigte Portion 3 Tropfen Salbeiöl, vermische beides und lasse die Spülung wie gewohnt einwirken.

Spülung für blondes und graues Haar

Manchmal wird das Haar im Alter etwas gelbstichig. Spülen Sie die Haare nach der Wäsche mit Salbeitee. Der Gelbstich wird mit jeder Anwendung weniger, manchmal reicht auch schon eine, und die Haare glänzen wieder.

Tönung für graues Haar

4 Teelöffel geriebene Salbeiblätter mit 300 Milliliter Wasser überbrühen und 4 Stunden zugedeckt ziehen lassen. Abseihen und den Kräutersud mit 500 Millilitern kaltem Wasser verdünnen. Als Spülung verwenden und nicht auswaschen. Diese Spülung verhindert den Gelbstich beim Ergrauen der Haare und schenkt einen schönen Silberglanz.

Rezepte für leckere Gerichte

Empfehlenswert ist frischer Salbei. Pulverisierter Salbei verliert sehr rasch sein Aroma und ist nur noch bitter. Salbei passt zu herzhaften und lieblichen Gerichten. Da die Pflanze schwer Verdauliches bekömmlicher macht, können Sie auch bei abendlichen Mahlzeiten hinterher gut schlafen.
Fisch- und Fleischgerichte werden Sie hier nicht finden, sondern nur vegetarische und vegane Gerichte im Sinne einer planetarischen und gesunden Ernährung. Ich benutze aus Geschmacksgründen und für den Schutz der Umwelt ausschließlich Zutaten aus biologischem Anbau oder gleich aus dem heimischen Garten. Da weiß ich, was ich habe, und kann meine kreativen Rezeptideen mit Familie und Freunden guten Gewissens genießen.
Nützen Sie auch sonst in Ihren Gerichten möglichst viele frische Kräuter. Sie bringen eine echtes Gesundheitsplus auf den Teller!

Lesetipp

Viele weitere, auch nicht-vegetarische Rezepte mit Salbei finden Sie in den Büchern von Tatiana Silla, Ellen Heidböhmer und Tassilo Wengel (siehe Literaturhinweise, Seite 149 f.).

Frühstück

Salbei-Gelee

Kochen Sie 3 Pfund säuerliche Äpfel mit 900 Millilitern Wasser und 25 Gramm Salbeiblättern (Gartensalbei, Griechischer oder Spanischer Salbei). Nach ca. 40 Minuten, wenn die Äpfel weich sind, geben Sie 600 Milliliter Essig dazu. Anschließend alles durch ein Sieb pressen. Die Flüssigkeit mit 500 Gramm Zucker so weit erhitzen, bis er sich aufgelöst hat. Nehmen Sie den Topf vom Herd und rühren Sie 25 Gramm fein geschnittene Salbeiblätter unter, bevor das Gelee in sterile Gläser gefüllt wird.

TIPP

Das Gelee schmeckt wunderbar auf getoastetem Vollkornbrot oder Vollkornbrötchen. Es gibt ein gesundes und schmackhaftes Superfood-Brot mit Salbei, bio und glutenfrei, zu kaufen, auch eine Backmischung zum Selbstbacken oder als Fertigbrot findet sich im Handel[139].

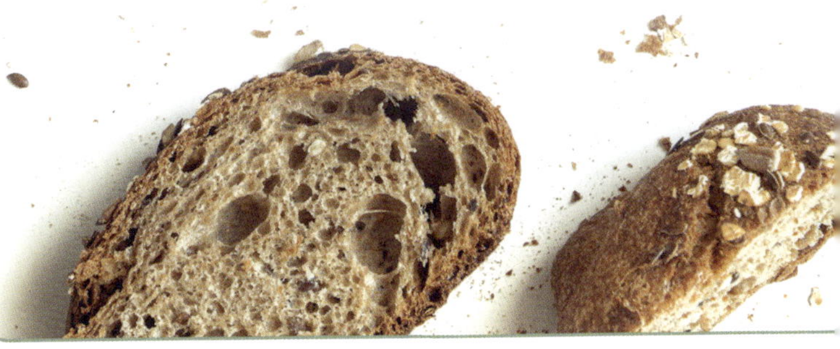

Apfel-Salbei-Topping fürs Müsli

Man braucht 2 säuerliche Kochäpfel, Wasser, ½ Esslöffel Zucker oder Ahornsirup und 1 Teelöffel gehackte Salbeiblätter.

Die Äpfel vom Kerngehäuse befreien, in Scheiben schneiden und in einen Topf geben, dessen Boden knapp mit Wasser bedeckt ist. Gelegentlich rühren. Wenn die Äpfel zerfallen sind, den Zucker und Salbei hinzugeben. Die Soße vor dem Servieren 5 Minuten zugedeckt ziehen lassen und übers Müsli – zum Beispiel aus Haferflocken und Pflanzenmilch – geben.

Apfel-Salbei-Ringe

Man braucht 1–2 Esslöffel gehackte Salbeiblätter, 50 Gramm Vollrohrzucker, 125 Milliliter Pflanzenmilch, 200 Gramm Dinkel-Vollkornmehl, 2 Eier oder die entsprechende Menge veganen Ei-Ersatz, 1 Prise Salz, 500 Gramm ungeschälte, in Ringe geschnittene Äpfel, Kokosöl sowie Zimtzucker zum Garnieren.

Aus den Zutaten bis auf die Äpfel und das Kokosöl einen zähflüssigen Teig herstellen. Das Fett in einem Topf oder einer Fritteuse erhitzen und die Apfelringe darin goldgelb ausbacken und in Zimtzucker wenden.

Suppe und Salate

Birnen-Suppe mit Salbei (für 3–4 Personen)

Man braucht 1 Esslöffel Kokosöl, 1 Esslöffel Olivenöl, 7 große Salbeiblätter, 1 große gewürfelte Birne, 300 Gramm gewürfelten Sellerie, 300 Gramm gewürfelte Kartoffeln, 750 Milliliter Gemüsebrühe, 100 Milliliter Mandel- oder Hafersahne, Salz, Pfeffer, geröstete Croûtons aus Vollkorn und Salbeiblätter zum Garnieren.
Das Kokosöl, das Olivenöl und die Salbeiblätter erhitzen, sie dürfen nicht braun werden. Die Blätter herausnehmen und auf einen Teller legen. Birne, Sellerie und Kartoffeln im gleichen Topf leicht anbraten. Mit der Gemüsebrühe auffüllen, die Salbeiblätter hinzugeben und in ca. 10 Minuten weich kochen. Die Suppe mit einem Küchenstab pürieren. Die Pflanzensahne dazugeben und nach Geschmack mit Salz und Pfeffer abschmecken. Heiß servieren und mit Salbeiblättern und Croûtons garnieren.

Salbei-Salat mit Kichererbsen (für 3–4 Personen)

Man braucht 8 große aromatische Tomaten, 4 mittelgroße Zwiebeln, 4 Knoblauchzehen, 12 Blätter Salbei, 12 Teelöffel Olivenöl, 4 Teelöffel Ahornsirup, 4 Teelöffel Zitronensaft, Salz, Pfeffer sowie 200 Gramm Kichererbsen aus der Dose.

Tomaten mit kochendem Wasser übergießen und häuten und in Würfel schneiden. Zwiebeln und Knoblauch schälen und fein hacken. Salbei waschen, im Geschirrtuch trocken tupfen und in Streifen schneiden. 1 Teelöffel Olivenöl erhitzen, Zwiebeln und Knoblauch darin andünsten. Tomatenwürfel und Salbei zugeben und kurz mitdünsten. Mit Ahornsirup, Zitronensaft, Salz und Pfeffer abschmecken. Tomaten mit Kichererbsen und dem restlichen Olivenöl vermengen und anrichten.

Weißkohlsalat mit Datteln und Salbei (für 2 Personen)

Man braucht ½ mittelgroßen Weißkohl, 10 entsteinte Datteln, 10 Salbeiblätter, 125 Milliliter Mandarinensaft, 2 Esslöffel Zitronensaft, 1 Esslöffel Sesamöl aus geröstetem Sesam, 10 Gramm milden Senf, 1 Teelöffel Salz, ½ Teelöffel Kreuzkümmelpulver, ½ Bund Koriandergrün und Pfeffer und 2 kleine säuerliche Äpfel.
Den Kohl hobeln oder in sehr feine Scheiben schneiden. Die Datteln würfeln. Die Salbeiblätter in feine Streifen schneiden. Den Mandarinensaft mit Zitronensaft und Öl vermischen und den Senf und die weiteren Gewürze – auch das klein geschnittene Koriandergrün – zugeben. Alles verrühren, über den Kohl geben und gut vermischen. Die Äpfel vom Kerngehäuse befreien, in zuckerwürfelgroße Stücke schneiden und unter den Salat heben. Den Salat eine halbe Stunde marinieren lassen und vor dem Servieren umrühren.

Hauptgerichte

Exotischer Eintopf (für 3–4 Personen)

Dieser Eintopf geht einfach, die Zutaten sind preiswert, und er schmeckt sehr lecker. Sie brauchen 1 Weißkohl (oder ½ großen), 1 große Zwiebel, 6 große Kartoffeln, 1 Glas Kichererbsen, 1 Handvoll frischen Spinats, ½ Bund Koriandergrün, etwas Olivenöl, 2 Handvoll frischer Salbeiblätter (oder 1 Esslöffel getrocknete), Salz und Pfeffer.

Würfeln Sie Kohl, geschälte Zwiebeln und Kartoffeln, gern mit Schale. Erhitzen Sie 0,75 Liter Wasser. Geben Sie in einen größeren Topf alle Zutaten sowie etwas Salz und Pfeffer. Nach etwa 25 Minuten ist der Eintopf fertig. Schmecken Sie ihn mit Olivenöl, Salz und Pfeffer ab. Durch den Salbei und das Koriandergrün bekommt der Eintopf eine leckere exotische Note. Diesen Effekt können Sie noch verstärken, wenn Sie statt Wasser 3 Dosen Kokosmilch nehmen.

Rezepttipp

Sie können selbstverständlich auch jedes andere Gemüse, das Ihnen oder der Familie schmeckt, verwenden, hier sind Ihrer Fantasie keine Grenzen gesetzt.

Nudeln mit Zucchini und Salbei (für 3–4 Personen)

Sie brauchen hierfür 3–4 mittelgroße Zucchini, 10 fein geschnittene Salbeiblätter, 3 Knoblauchzehen, Salz, 500 Gramm Dinkel-Vollkornnudeln, Pfeffer, Olivenöl, würzigen veganen Reibekäse oder frisch geriebenen Parmesan.

Schneiden Sie die Zucchini in kleine Stücke, und braten Sie sie für 3–4 Minuten in Olivenöl, bis sie anfangen, weich zu werden. Geben Sie den zerkleinerten Salbei, die zerdrückten Knoblauchzehen und etwas Salz hinzu. Lassen Sie alles 2–3 Minuten köcheln, und nehmen Sie den Topf von der Platte. In der Zwischenzeit kochen Sie die Nudeln in Salzwasser, bis sie fertig sind. Gießen Sie die Nudeln ab, und fügen Sie die Zucchinipaste sowie frisch gemahlenen Pfeffer und veganen Käse oder Parmesan hinzu. Alles gut vermischen und ein paar Tropfen Olivenöl darüberträufeln.

Rezepttipp

Dazu passt hervorragend ein grüner Salat.

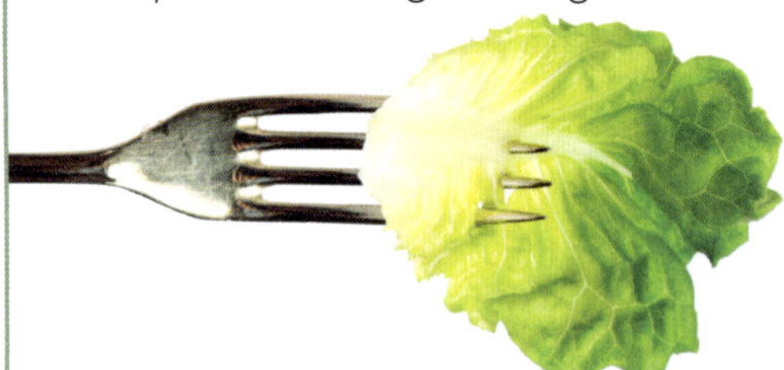

Tortellini mit Salbei-Sahne-Soße (für 3–4 Personen)

Sie brauchen 250 Gramm vegane Sahne, 2 Esslöffel Pflanzenbutter, 4 frische Salbeiblätter, 100 Gramm frisch geriebenen Parmesan oder würzigen veganen Käse (zum Überbacken), Salz, Pfeffer, 1 Messerspitze geriebene Muskatnuss sowie 500 Gramm Dinkel-Vollkorn-Tortellini.

Für die Soße Sahne, Butter und klein geschnittenen Salbei im Topf aufkochen, Käse dazugeben und mit Salz, Pfeffer und Muskat würzen. Soße unter ständigem Rühren bei geringer Hitze sämig einkochen lassen. Währenddessen die Nudeln nach Packungsanweisung in Salzwasser garen und abgetropft in eine Schüssel geben. Die Soße erst unmittelbar vor dem Servieren über die heißen Nudeln geben.

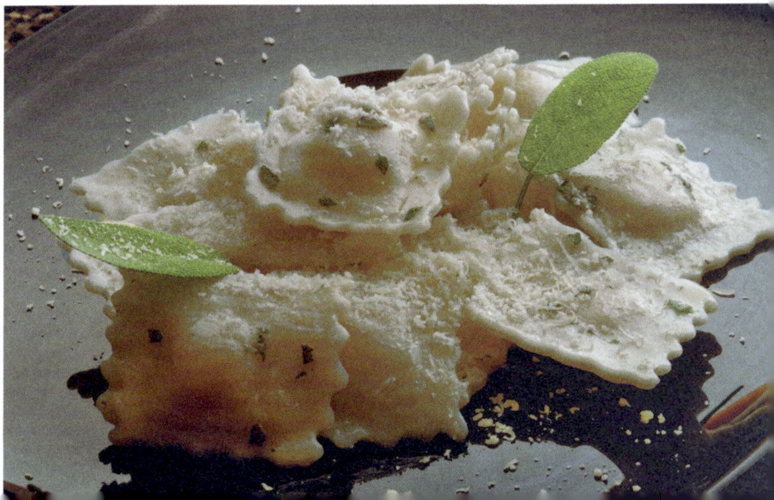

Salbei-Kartoffel-Gratin (für 3–4 Personen)

Man braucht 500 Gramm mehligkochende Kartoffeln, Meer- oder Steinsalz, 20 Gramm Pflanzenbutter (alternativ Kokosöl), 15 Blätter Gartensalbei, 2–3 Knoblauchzehen, ¼ Liter Gemüsebrühe, ⅛ Liter Pflanzensahne, Pfeffer, 1 kleines Stück frische Peperoni, veganen aromatischen Reibekäse und 1 Päckchen Mandelsahne.

Rohe Kartoffeln in Scheiben schneiden, leicht salzen und in einer Auflaufform verteilen. Pflanzenbutter erhitzen und darin die Salbeiblätter und den klein geschnittenen Knoblauch dünsten. Brühe und Sahne dazugeben, mit Pfeffer und Peperonischeiben würzen und aufkochen. Über die Kartoffelscheiben gießen und vermengen. Mit veganem Käse bestreuen.

Bei 180 °C ca. 1 Stunde backen, bis die Oberfläche des Gratins schön gebräunt ist.

Rezepttipp

Dazu passt grüner Salat wie Löwenzahnblätter- oder Endiviensalat.

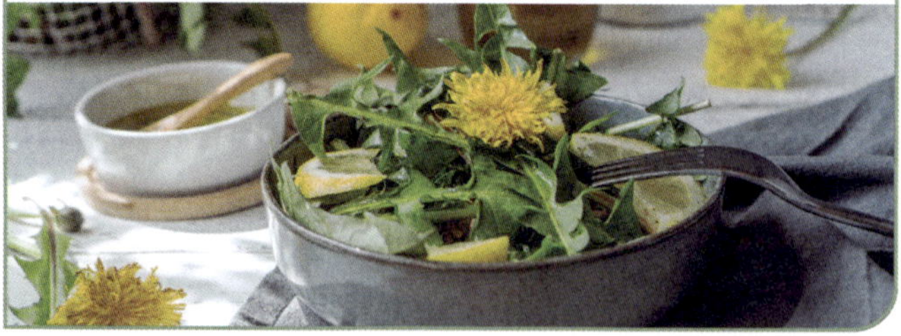

Salbei-Gnocchi mit grünem Spargel (für 4 Personen)

Man braucht 750 Gramm grünen Spargel, 3 Stiele Salbei, 500 Gramm Vollkorn-Dinkel-Gnocchi, 2 Esslöffel Kokosöl, 30 Gramm würzigen veganen Reibekäse, Salz und Pfeffer sowie 1 unbehandelte Zitrone.

Den Spargel vorbereiten und in mundgerechte Stücke schneiden. Den Salbei waschen und die Blätter grob zerkleinern, einige zum Dekorieren aufbewahren. Die Gnocchi in Salzwasser gar ziehen und danach abtropfen lassen. In der Zwischenzeit den Spargel in 1 Esslöffel Kokosöl oder veganer Pflanzenbutter ca. 5 Minuten braten und dabei wenden. Mit Salz und Pfeffer abschmecken und aus der Pfanne nehmen.

Die Gnocchi mit 1 Esslöffel Kokosöl in die Pfanne geben und rundherum braten, dann den Salbei dazugeben sowie Spargel und Zitronensaft. Alles vermischen und abschmecken. Anrichten und mit veganem Würzkäse und etwas Salbei dekorieren.

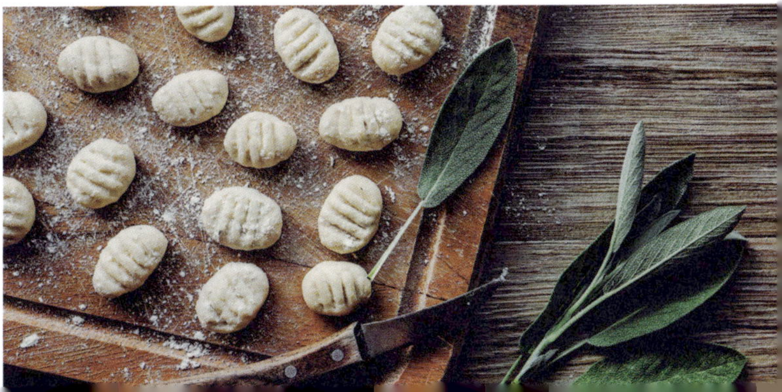

Champignon-Salbei-Gemüse als Beilage (für 3–4 Personen)

Sie brauchen hierfür 600 Gramm Champignons, 2–3 kleine Zwiebeln, 12 Triebspitzen Salbei, 3 Esslöffel Olivenöl, Salz, Pfeffer, Muskat.
Hacken Sie die Champignons und die geschälten Zwiebeln, zupfen Sie den Salbei, und schneiden Sie ihn in feine Streifen. Erhitzen Sie das Olivenöl in einer Pfanne, braten Sie darin die Champignons und die Zwiebeln an. Lassen Sie alles 5 Minuten dünsten, und würzen Sie mit Salbeistreifen, Salz, Pfeffer und Muskat.

Rezepttipp

Statt Champignons können Sie auch Austernpilze oder Shiitakepilze nehmen. Als Beilage eignet sich gut Vollkornreis oder Kartoffelstampf.

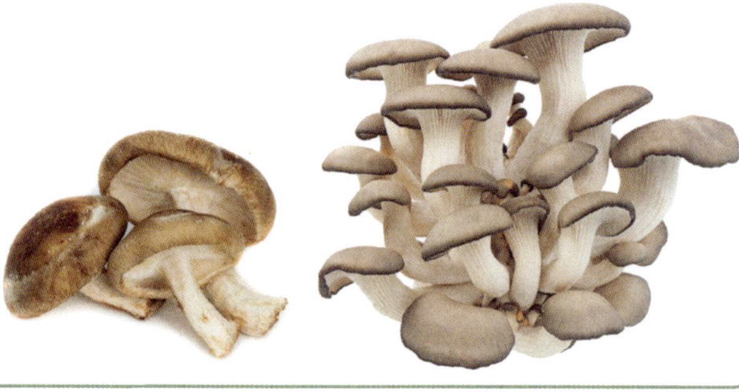

Süße Sünden

Pannacotta mit Ananassalbei und Erdbeersoße (für 4 Personen)[140]

Der Geschmack von Ananassalbei und Kokosmilch gibt diesem Cremedessert eine exotische Note. Sie brauchen 1 großen Bund frischen Ananassalbei, 4 Blätter zur Dekoration, 100 Milliliter Kokosmilch, 1 gestrichenen Teelöffel Agar-Agar aus der Rotalge zum Gelieren (ca. 3 Gramm), 400 Milliliter Pflanzensahne (z. B. Hafer oder Soya Cuisine), die abgeriebene Schale von 1 Limette, 80 Gramm Zucker, 250 Gramm Erdbeeren und etwa 2 Esslöffel Puderzucker.

Waschen Sie die Salbeiblätter, geben Sie sie in die kochend heiße Kokosmilch, und lassen Sie das Ganze 30 Minuten ziehen. Die Pflanzensahne mit der Limettenschale erhitzen, Zucker dazugeben und einige Minuten sieden lassen. Die abgekühlte Kokosmilch abseihen und mit der nach Vorschrift zubereiteten Agar-Agar-Lösung zur Sahne geben. Unter ständigem Rühren 2 Minuten lang zum Kochen bringen, vom Herd nehmen und in vier Schalen füllen. Erst beim Abkühlen geliert Agar-Agar. Nach dem Auskühlen mindestens 4 Stunden in den Kühlschrank stellen.

Vor dem Servieren die Erdbeeren waschen, abtupfen, die Stielansätze entfernen, mit dem Puderzucker mixen und über die Pannacotta geben. Abschließend mit je 1 Blatt Ananassalbei dekorieren.

Ananassalbei-Kuchen

Wenn Sie einen Rührteig machen, legen Sie auf dem Boden der Kuchenform einige Blätter Ananassalbei aus. Den Rührteig können Sie mit Stücken frischer Ananas belegen und dann mit Tortenguss übergießen, die Torte mit veganer Schlagsahne und kleinen ganzen Salbeiblättern dekorieren.

Der Ananassalbei passt auch gut zu anderen Kuchen und Torten, da der Geschmack sehr fein und wenig aufdringlich ist. Probieren Sie es einfach aus!

INFO

KOCHEN MIT ANANASSALBEI

Ananassalbei ist eine große geschmackliche Bereicherung für die Küche. Er passt gut zu Obstsalat und verleiht ihm eine exotische Note. Für pikanten Genuss können Sie den Salbei-Senf (siehe rechts) statt mit Gartensalbei auch mit Ananassalbei zubereiten.

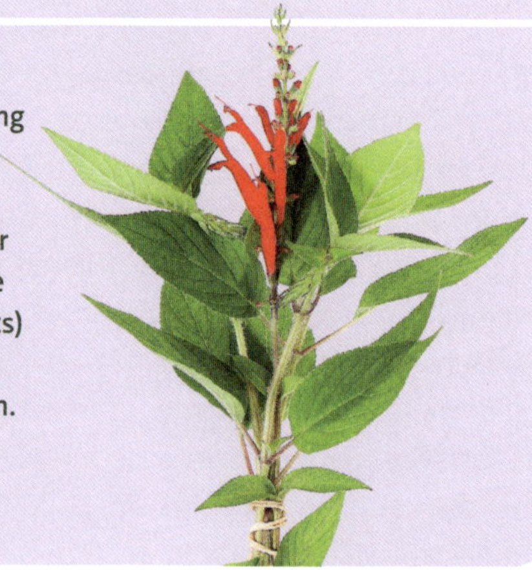

Sonstiges

Salbei-Senf

Zerkleinern Sie 1 Handvoll Salbeiblätter in einem kleinen Mixer, fügen Sie 1–2 Teelöffel Dijon-Senf hinzu, und mischen Sie alles gut. Bewahren Sie den Senf im Kühlschrank auf. Passt gut zu Süßkartoffelpommes und vegetarischen Würstchen.

Salbei-Soße

Schneiden Sie eine große Zwiebel klein, und fügen Sie 1 Handvoll Salbeiblätter hinzu. Geben Sie Zwiebel und Salbei mit 4 Teelöffeln Wasser in einen kleinen Topf, und lassen Sie die Mischung 10 Minuten köcheln. Streuen Sie etwas Salz und Pfeffer darüber sowie 2 Esslöffel Dinkel-Brotkrumen und 1 Esslöffel Pflanzenbutter. Lassen Sie die Soße noch einige Minuten köcheln.

Rezepttipp

Diese Soße passt gut zu Kartoffelstampf und grünen Erbsen.

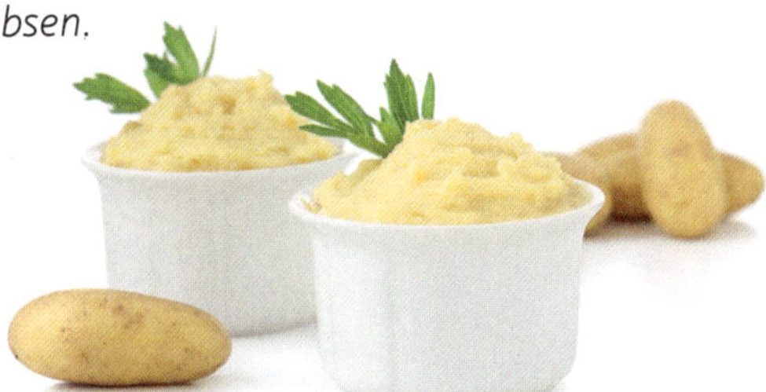

Salbei-Butter

Sie brauchen hierfür 15 Salbeiblätter, 1 zerdrückte Knoblauchzehe, die abgeriebene Schale von 1 Zitrone, 250 Gramm weiche (Pflanzen-)Butter, Salz und Pfeffer. Salbei waschen, trocknen und fein hacken. Knoblauch, Zitronenschale sowie Salbeiblätter mit der Butter in eine Schüssel geben. Salzen, pfeffern und die Zutaten gut mischen. Mittels Backpapier eine Wurst formen, deren Enden verschließen und im Kühlschrank fest werden lassen. Schmeckt gut zu Pellkartoffeln oder auf getoastetem Vollkornbrot.

Salbei-Salz

Sie brauchen 60 Gramm getrockneten, zerriebenen Salbei, 1 Päckchen getrocknete Zitronenschale sowie 1 Pfund grobes, unraffiniertes Meersalz.
Salbei, Zitronenschale und Salz gründlich mischen und in ein luftdicht verschließbares Glas füllen; ein paar Reiskörner zugeben und an einem trockenen Ort aufbewahren.

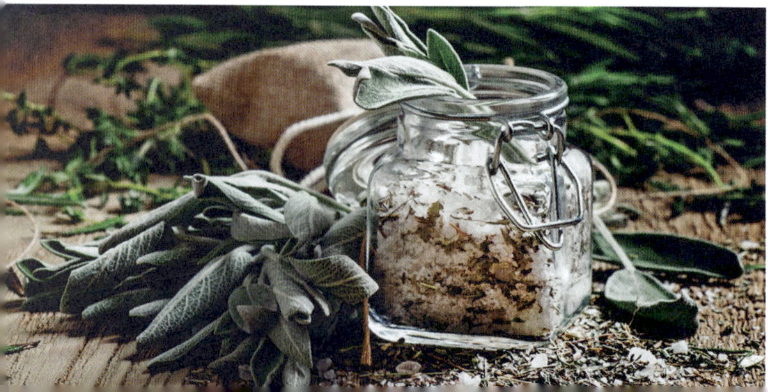

Apfel-Salbei-Soße

Man braucht 2 Kochäpfel, Wasser, ½ Esslöffel braunen Zucker (Ursüße) oder Ahornsirup sowie schwarzen Pfeffer und 1 Teelöffel fein gehackten Salbei.
Die Äpfel vom Kerngehäuse befreien und in Scheiben schneiden. In einen Topf geben, dessen Boden knapp mit Wasser bedeckt ist. Erhitzen und gelegentlich rühren. Den Zucker oder Ahornsirup, 1 Prise schwarzen Pfeffer und den Salbei dazugeben. Vor dem Servieren die Soße 5 Minuten zugedeckt stehen lassen.

Rezepttipps
Die Soße passt gut zu Kartoffelstampf und gebratenem Tofu.
Das Pesto unten passt gut zu Pellkartoffeln und auf getoastetem Vollkornbrot.

Salbei-Pesto

Man braucht 1 Handvoll Salbeiblätter, 1 Handvoll gehackter Walnüsse oder 2 Esslöffel Sesamsamen, Saft von 1 Limette, 1 Handvoll geriebenen Parmesans oder der veganen Alternative, Olivenöl nach Belieben, Salz und Pfeffer.
Salbeiblätter, Walnüsse oder Sesam, Limettensaft und Parmesan mit dem Mixer pürieren. Nach und nach das Olivenöl zugeben, bis eine glatte Masse entsteht. Mit Salz und Pfeffer würzen. In gut verschließbare Gläser füllen und im Kühlschrank aufbewahren.

Süß-saure Salbei-Garnierung

Mit Ananassalbei können Sie eine leckere Garnierung herstellen. Dünsten Sie 2–3 klein geschnittene Zwiebeln in etwas Olivenöl, bis die Zwiebeln golden sind. Fügen Sie 1 Teelöffel Balsamicoessig und 1 Prise Zucker hinzu sowie einige klein geschnittene Blätter Ananassalbei. Rühren Sie die Mischung gut um, und lassen Sie sie weitere 5 Minuten köcheln, bis sie homogen geworden ist. Servieren Sie die Mischung heiß zu Süßkartoffeln oder kalt zu Salaten.

Salbei-Aprikosen mit Feta (für 16 Stück)

Man braucht 2 Esslöffel Olivenöl, 8 Salbeiblätter, in feine Streifen geschnitten, 4 Esslöffel Zitronensaft, 4 Esslöffel Wasser, frischen schwarzer Pfeffer aus der Mühle, 160 Gramm veganen Feta, in 16 Würfel geschnitten, 8 getrocknete Aprikosen, längsseitig halbiert, 16 große Basilikumblätter und 16 kleine Holzstäbchen.

Das ÖL erhitzen, den Salbei kurz anbraten, mit dem Zitronensaft und Wasser ablöschen und pfeffern. Die Marinade über den Feta und die Aprikosen gießen und 1 Stunde ziehen lassen. Die Aprikosen und den Feta abtropfen lassen. Die Fetawürfel mit einem Basilikumblatt umwickeln und mit je einer Aprikosenhälfte auf ein Holzstäbchen stecken.

Getränke

Grüner Salbei-Smoothie

Sie brauchen 3 Salbeiblätter, 4 Blätter Pfefferminze, 1 Handvoll Spinat oder Feldsalat, 1 Scheibe Ananas, 1 Apfel, ¼ Gurke, 1 Banane und etwa 6 Datteln sowie Wasser nach Geschmack.
Alles im Mixer homogenisieren und genießen.

Bananen-Salbei-Smoothie

Aus 3–4 Salbeiblättern mit rund 200 Millilitern Wasser einen Tee zubereiten und abkühlen lassen. Eine Banane, 75 Gramm Joghurt auf Sojabasis oder Kokosjoghurt, 1 Teelöffel Zitronensaft und 6 Datteln in einem Mixer homogenisieren. Sofort trinken!

Salbei-Bowle

Hierfür brauchen Sie 0,75 Liter starken Salbeitee, gern auch mit Blüten, 1 Flasche Sekt, 2 kleine Mandarinen oder eine dicke Scheibe frische Ananas. Salbei kochen und abkühlen lassen, gekühlten Sekt dazugießen, Mandarinen- oder Ananasstückchen in die Bowle geben und mit Zucker süßen.

Ananassalbei-Wasser

Geben Sie 1 Zweig Ananassalbei in eine Flasche mit Mineralwasser, schließen Sie die Flasche, lassen Sie sie 3–5 Tage stehen, und genießen Sie das Ananaswasser.

Ein Wort zum Schluss

Im alten China bekamen Ärzte nur Geld von den Menschen, die sie betreuten, solange diese gesund waren. Bei uns ist es genau umgekehrt: Nur an Kranken wird verdient.
Wir essen nicht mehr so wie unsere Vorfahren vor 200 Jahren, und die Vitalstoffdichte unserer Lebensmittel ist rapide zurückgegangen – wegen falscher Züchtungsziele und Auslaugung der Böden. Wir essen zu viel vom Falschen, also zu viel tierische Fette, rotes Fleisch, Gegrilltes, Zucker, Salz, Weißmehlprodukte, und zu wenig vom Richtigen: Obst, Gemüse, Vollkornprodukte, gesunde Öle, Samen und Kräuter. Gleichzeitig bewegen wir uns zu wenig, sind zu einem Volk der Bewegungsfaulen oder »coach potatoes«, wie die US-Amerikaner sagen, geworden. Genetisch sind wir aber an die Lebensweise unserer Vorfahren angepasst, die Gene können sich nicht so schnell verändern, für sie sind 200 Jahre ein paar Wimpernschläge. Wie kann es sein, dass wir fragwürdige Chemikalien in unsere Böden geben und Pflanzen, Nutztiere und uns selbst damit »versorgen«, aber denken, das bliebe ohne Folgen? Mit künstlichen Konservierungsstoffen verlängern wir die Lebensdauer von Nahrungsmitteln, auch wenn das heißt, dass wir kürzere Zeit auf dem Planeten verbringen.
Unser Gesundheitssystem verdient in meinen Augen den Namen nicht, sondern es ist ein System zur Ver-

waltung von Krankheiten, ein Reparaturbetrieb mit teils fragwürdigen Methoden. Zugegeben, es gibt Ausnahmen wie Geburtshilfe und Unfallchirurgie. Aber generell gilt: Wo bleibt die Prophylaxe? Dafür werden nur »Peanuts« ausgegeben, und Früherkennung wird als Gesundheitsvorsorge verkauft, was sie aber nicht ist. Wann und wo wird eine gesunde Lebensweise vermittelt? Wann setzt sich das Wissen durch, dass wir Körper-Seele-Geist-Wesen sind und deshalb ganzheitlich wirkende Therapien brauchen? Und natürlich auch ursächliche, die nicht nur Symptombehandlung darstellen? Wo bleibt eine Revolution im Gesundheitswesen, die einen solchen Namen wirklich verdient? Allerdings: Mit gesunden Menschen, die Verantwortung für ihre Gesundheit übernehmen, lassen sich keine Geschäfte machen. Ich sehe es so: Deshalb hat niemand wirklich Interesse, Menschen von Kindesbeinen an zu zeigen, wie sie sich so verhalten, essen und leben, dass es ihre Gesundheit fördert. Was aber natürlich niemand zugibt.
Warum kosten Zigaretten nicht wie in Australien 27 Euro (Stand 2023) die Packung? Dort raucht kaum noch jemand. Allerdings lässt sich unser Staat die Nikotinsteuer ungern entgehen, sie ist ihm offenbar wichtiger als die Gesundheit der Menschen. Warum ist die Ampelkennzeichnung für Lebensmittel immer noch nicht eingeführt, die es JEDEM ermöglichen würde, sich ganz einfach beim Kauf für gesunde Lebensmittel zu entscheiden? Wieso gibt es immer noch »Kinderlebens-

mittel«, die vor ungesunden Fetten und Zucker strotzen, und Werbung dafür zur besten Sendezeit? Auch bei diesen Themen geht es um große Gewinne, und die Nahrungsmittelindustrie hat eine starke Lobby. Ach ja, und wieso gibt es nur ein oder zwei Stunden Schulsport die Woche, die dann vielleicht auch noch ausfallen?
Die Gesundheitsbilanz von Deutschland ist eher »mau«. Wir haben ein ähnlich teures Gesundheitssystem wie die Schweiz, die laut OECD – »Health Care at a Glance« – pro Bürger 6700 Dollar im Jahr ausgibt, wir 6518 Dollar, nur noch getoppt von den USA. Die Schweizer haben eine durchschnittliche Lebenserwartung, berechnet für das Geburtsjahr 2019, von 84 Jahren, nur noch getoppt von den Japanern mit 84,4 Jahren, wir liegen, weit dahinter, mit einer Lebenserwartung von 81,4 Jahren auf Platz 25, kurz vor Costa Rica.[141]
Warum?
Weil die Schweizer mehr Wert auf Prävention legen. »Nur« 39 behandelte Krankheitsfälle enden dort trotz Vorsorge tödlich, bezogen auf 100 000 Bürger, während es bei uns 62 sind. Zusammen mit der Schweiz konnten auch Norwegen und Australien die »vermeidbare Sterblichkeit« durch eine gute Gesundheitspolitik in den vergangenen zehn Jahren um 25 Prozent reduzieren, während sie bei uns stagniert. Die Schweiz und andere Länder geben ihr Geld fürs Gesundheitswesen klüger aus als wir und konzentrieren sich auf die Vermeidung schwerer und häufiger Krankheiten.

Solange der deutsche Staat sich zu wenig um die Gesundheit seiner Bürger kümmert, sorgen Sie bitte selbst gut für sich. Ein Staat, der für die Sicherheit seiner Bürger verantwortlich ist, sollte in meinen Augen auch Verantwortung für ihre Gesundheit übernehmen. Wieso werden zum Beispiel keine schädlichen Transfettsäuren verboten – sie sind bei uns noch nicht mal deklarationspflichtig – und keine Nahrungsmittel, deren Zuckergehalt das Fünffache der pro Tag maximal empfohlenen Menge beträgt? »Foodwatch« und »Greenpeace« prangern diese Missstände unermüdlich an, und es passiert nichts. Verlassen Sie sich angesichts dieser Lage bitte nicht auf »Vater Staat«, sondern auf »Mutter Natur«. Kaufen Sie Bio-Lebensmittel, essen Sie pflanzenbasiert, vermeiden Sie Zellgifte wie Zigaretten und Alkohol. Essen Sie vitalstoffreiche Wildkräuter und Heilpflanzen wie Löwenzahn, Brennnessel und Salbei.

Nur knapp 10 Prozent der Männer und 14 Prozent der Frauen erreichen in Deutschland zur Gesunderhaltung das bekannte »Fünfmal am Tag«, also täglich fünf Portionen Gemüse und Obst. Die Empfehlung entspricht etwa 400 Gramm Gemüse und 200 Gramm Obst. Sie ist aber mittlerweile obsolet. Ideal sind nämlich nicht fünf, sondern zehn Portionen Obst und Gemüse täglich, Säfte nicht mit eingerechnet. Forscher des »Imperial College London« haben 2017 in einer Metastudie 95 Studien mit mehr als zwei Millionen Beteiligten ausgewertet. Das Ergebnis: Zehn Portionen Obst und Gemüse, insgesamt

800 Gramm, sind das Nonplusultra zur Vermeidung von Krankheiten und für eine lange Lebensdauer! Gemüse, Kräuter und Obst senken unseren Cholesterinspiegel und den Blutdruck und stärken das Immunsystem, was vor allem an den Antioxidantien liegt, die auch im Salbei reichlich vorhanden sind. Antioxidantien reduzieren unter anderem Schäden an der DNA und verringern damit das Krebsrisiko. Die Sterblichkeitsrate von Menschen, die täglich zehn Portionen Obst und Gemüse essen, ist nachweislich 42 Prozent geringer als von Menschen, die am wenigstens davon verzehren.

TIPP

Ich nehme täglich ein wohlschmeckendes natürliches Vitalstoffpräparat aus 70 Früchten, Wildkräutern, Kräutern und Gemüsesorten aus Bio-Anbau und Wildsammlung ein.[142] *Damit fühle ich mich auf der sicheren Seite, was meine Versorgung mit Vitalstoffen betrifft. Das Produkt wird vom Neurobiologen Professor Gerald Hüther auch zur Demenz-Prophylaxe empfohlen.*[143]
Bewegen Sie sich, machen Sie Ausdauersport, Yoga und Krafttraining. Erleben Sie wie ein Kind die Freude an der Bewegung. Lernen und praktizieren Sie Meditationsmethoden wie das authentische Reiki; diese uralte Methode unterrichte ich bundesweit seit 1984 – für

Stressabbau und heitere Gelassenheit. Meditationsarten wie diese sind profunde Methoden für Persönlichkeitsentwicklung und spirituelles Wachstum. Meditation ist wie Dünger fürs Gehirn und hält es auch im Alter jung, wie Studien zeigen. Heitere Gelassenheit, Optimismus und Humor zeichnen über Hundertjährige aus, das alles sind »seelische« Eigenschaften. Wer nicht als Naturtalent auf die Welt gekommen ist, kann sich diese Fähigkeiten antrainieren.

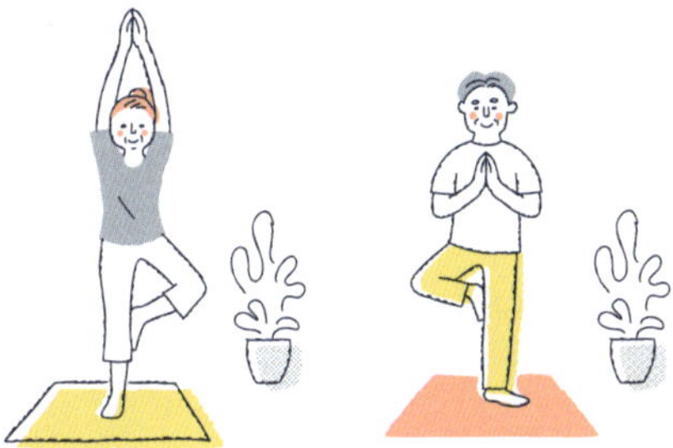

Lesen Sie gute Bücher, und lernen Sie Neues. Bleiben Sie neugierig, interessiert am Leben und wissbegierig. Kurz gesagt: Sorgen Sie gut für Körper, Seele UND Geist. Mein Vater wurde mit dieser Einstellung und Lebensweise 104 Jahre alt und lebte bis zuletzt allein, mein Großvater wurde 105. Beide haben/hatten keine Krankheiten. Ich habe mit diesen beiden Methusalems zwei Beispiele vor Augen, die zeigen, dass eine solche Lebensweise funktioniert. Damit werden Sie nicht nur alt, sondern gesund alt. Treffen wir uns wieder im Klub der fitten Hundertjährigen?

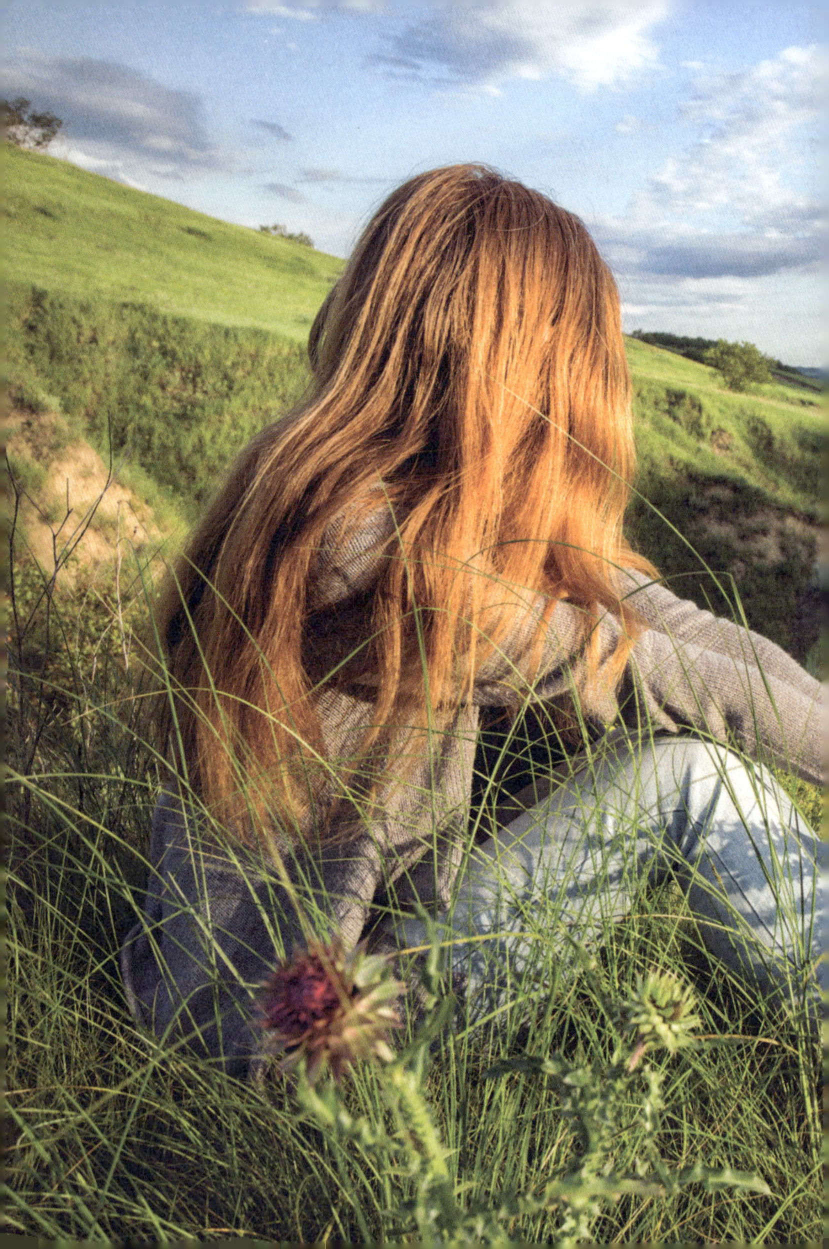

Anhang

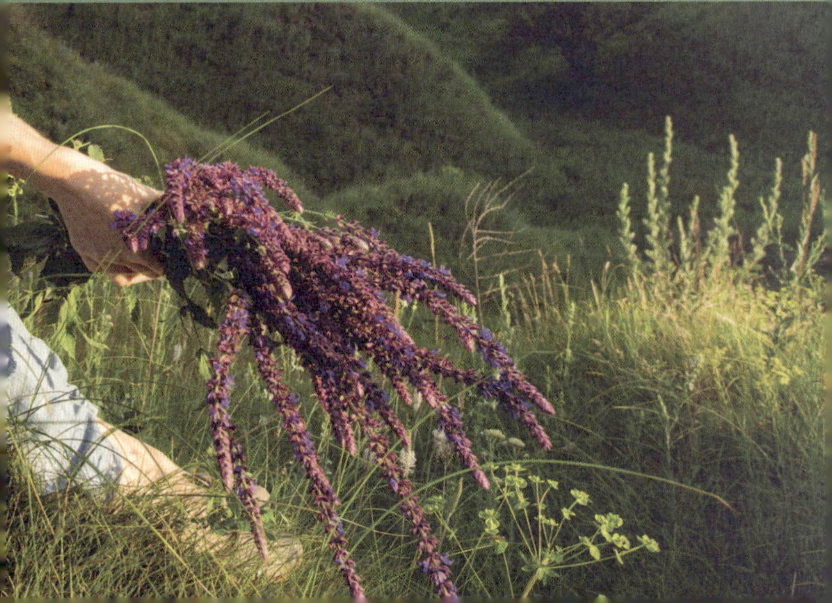

Kontakt

INFO

HERZLICH WILLKOMMEN!

Wer möchte, kann bei mir eine telefonische Ernährungsberatung (für 50 Euro/35 Minuten) oder eine Reiki-Fernbehandlung (25 Euro/60 Minuten) buchen oder eine Reiki-Direktbehandlung oder Ernährungsberatung vor Ort bekommen.
Meine Telefonnummer: 040-89 53 38.

Bei mir können Sie in Seminaren das authentische Reiki für Stressabbau, Tiefenentspannung und Persönlichkeitsentwicklung lernen.
Sie können sich dann erfolgreich selbst behandeln, aber auch Ihre Mitmenschen oder Tiere.
Ich biete zur Entsäuerung auch Azidoseseminare an – mit Schwerpunkt Massagen.

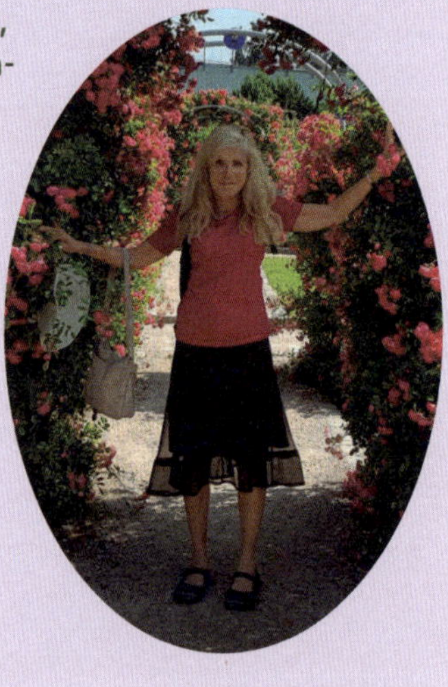

E-Mail-Anfragen beantworte ich zeitnah:
info@barbara-simonsohn.de

Wenn Sie Ihre Fragen per Post schicken, dann bitte an die Holbeinstraße 26 in 22607 Hamburg; und bitte denken Sie ans Rückporto.

Literaturhinweise

Abdullah, Baydes H., Hassan, Farook und Alnimer, Marwan, »Effect of Salvia officinalis on lymphocytic and bacterial DNA«, Scholar Press, Beau Bassin, Mauritius 2019

Ashton, Cameron, »Salvia officinalis«, Nova Science Publishing, New York 2021

Bocksch, Manfred, »Das praktische Buch der Heilpflanzen«, BLV Verlag, München, 5. Aufl. 2007

Clebusch, Betsy, »A Book of Salvias«, Timber Press, Portland, USA 1997

Dittrich, K. und Leitzmann, Prof. Dr. C., »Bioaktive Substanzen«, Thieme Verlag, Stuttgart 1996

Georgiev, Vasil und Pavlov, Atanas, »Salvia Biotechnology«, Springer Verlag, Cham, CH 2017

Heidböhmer, Ellen, »Die Heilkraft von Salbei«, Herbig, München 2012

Ody, Penelope, »Sage. Nature's Remedy for the Third Age«, Souvenir Press, London 2000

Rguez, Safa, Hammami, Majdi und Sellami, Ibtissem Hammrouni, »Salvia officinalis L.«, Unser Wissen Verlag, Chisinau 2022

Shioya, Nobuo, »Die Kraft strahlender Gesundheit«, Goldmann, 17. Auflage, München 2006

Silla, Tatiana Y., »Salbei«, Mandelbaum Verlag, Wien 2020

Simonsohn, Barbara, »Azidose-Therapie. Wie Sie Ihren Körper natürlich entsäuern.« Mit einem Vorwort von Ruediger Dahlke. Schirner Verlag, 2. Auflage, Darmstadt 2017

Simonsohn, Barbara, »Brennnessel – Das Wunderkraut für Gesundheit, Küche und Schönheit«, Mankau Verlag, Murnau 2022

Simonsohn, Barbara, »Das authentische Reiki – Ganzheitliches Heilen mit der ältesten Energiemedizin der Welt«, Jim Humble Verlag, Roermond 2018

Simonsohn, Barbara, »Die 5 Tibeter ganz einfach«, Schirner Verlag, 4. Auflage, Darmstadt 2022

Simonsohn, Barbara, »Artemisia annua – Heilpflanze der Götter«, Mankau Verlag, 8. Auflage, Murnau 2022

Simonsohn, Barbara, »Löwenzahn – Wunderkraut für Resilienz und Lebenskraft«, Mankau Verlag, 2. Auflage, Murnau 2023

Theophrastus e.V., »Salbei – Salvia officinalis«, Theophrastus e.V., München 2004

Walsch, Neale Donald, »Gespräche mit Gott« Band I, Goldmann-TB, 26. Auflage, München 2006

Watzl, Bernhard und Leitzmann, Claus, »Bioaktive Substanzen in Lebensmitteln«, Hippokrates Verlag, Stuttgart 1999

Wengel, Tassilo, »Salbei«, Buchverlag für die Frau, Leipzig 2014

Zittlau, Dr. Jörg, »Natürlich heilen mit Salbei«, W. Ludwig Verlag, München 1999

Zobernig, Annemarie, »Räuchern für die Seele«, Mankau Verlag, 3. Auflage, Murnau 2022

Endnoten

1 Vgl. Zittlau, Dr. Jörg, »Natürlich heilen mit Salbei«, W. Ludwig Verlag, München 1999, S. 14

2 Ebd., S. 15

3 Vgl. ebd.

4 Ebd., S. 16

5 Vgl. Heidböhmer, Ellen, »Die Heilkraft von Salbei«, Herbig, München 2012, S. 13

6 Vgl. Wengel, Tassilo, »Salbei«, Buchverlag für die Frau, Leipzig 2014, S. 6

7 Ebd.

8 Ebd., S. 20

9 Ebd., S. 70

10 Vgl. NHV Theophrastus (Hrsg.), »Salbei. Salvia officinalis«, München 2004, S. 5, 38, 41 und 52

11 Vgl. Ody, Penelope, »Sage. Nature's Remedy for the Third Age«, Souvenir Press, London 2000, S. 39

12 Zittlau, Dr. Jörg, »Natürlich heilen mit Salbei«, W. Ludwig Verlag, München 1999

13 Zitiert nach Ody, Penelope, »Sage. Nature's Remedy for the Third Age«, Souvenir Press, London 2000, S. 1

14 Ebd.

15 Ebd.

16 Vgl. Ody, Penelope, »Sage. Nature's Remedy for the Third Age«, Souvenir Press, London 2000, S. 36

17 Ebd., S. 40

18 Vgl. Zittlau, Dr. Jörg, »Natürlich heilen mit Salbei«, W. Ludwig Verlag, München 1999, S. 18

19 Zitiert nach Theophrastus e.V., »Salbei – Salvia officinalis«, Theophrastus e.V., München 2004, S. 65

20 Vgl. Heidböhmer, Ellen, »Die Heilkraft von Salbei«, Herbig, München 2012, S. 11

21 Vgl. Theophrastus e.V., »Salbei – Salvia officinalis», Theophrastus e.V., München 2004, S. 11

22 Vgl. Hiller, K. und Melzig, M.F., »Lexikon der Arzneipflanzen und Drogen«, Band 2, Spektrum Akademischer Verlag, Heidelberg und Berlin 2000

23 Vgl. Sächsische Landesanstalt für Landwirtschaft, »Echter Salbei – Anbauempfehlungen«, Oktober 2004

24 http://www.landwirschaft.sachsen.de/LfL

25 Vgl. Clebsch, Betsy, »A Book of Salvias«, viele Fotos, Timber Press, Portland/USA 1997, S. 138 und Wengel, Tassilo, »Salbei«, Buchverlag für die Frau, Leipzig 2014, S. 91 f.

26 Vgl. Ody, Penelope, »Sage. Nature´s Remedy for the Third Age«, Souvenir Press, London 2000, S. 28

27 Vgl. ebd.

28 Vgl. ebd.

29 Vgl. Zittlau, Dr. Jörg, »Natürlich heilen mit Salbei«, W. Ludwig Verlag, München 1999, S. 38

30 Vgl. ebd.

31 Vgl. Ody, Penelope, »Sage. Nature's Remedy for the Third Age«, Souvenir Press, London 2000, S. 87

32 Vgl. Zittlau, Dr. Jörg, »Natürlich heilen mit Salbei«, W. Ludwig Verlag, München 1999, S. 55

33 Eine Übersicht bei Ody, Penelope, »Sage. Nature's Remedy for the Third Age«, Souvenir Press, London 2000, S. 94 ff.

34 C. Ashton, »Salvia officinalis«, a.a.O., S. 73 ff. »Salvia Officinalis Potential Uses in Agriculture«, S. 99

35 Vgl. Ashton, Cameron, »Salvia officinalis«, Nova Science Publishing, New York 2021, S. 225

36 Vgl. ebd., S. 126

37 Vgl. Theophrastus e.V., »Salbei – Salvia officinalis«, Theophrastus e.V., München 2004, S. 31

38 Vgl. Dittrich, Kathi und Leitzmann, Claus, »Bioaktive Substanzen. Neuentdeckte Wirkstoffe für Ihre Gesundheit«, Trias Thieme, Stuttgart 1996, S. 13

39 Vgl. Ashton, Cameron, »Salvia officinalis«, Nova Science Publishing, New York 2021, S. 224

40 Vgl. Dittrich, Kathi und Leitzmann, Claus, »Bioaktive Substanzen. Neuentdeckte Wirkstoffe für Ihre Gesundheit«, Trias Thieme, Stuttgart 1996, S. 22

41 Vgl. ebd., S. 62

42 Vgl. Zittlau, Dr. Jörg, »Natürlich heilen mit Salbei«, W. Ludwig Verlag, München 1999, S. 26

43 Vgl. ebd., S. 26 und 27

44 Vgl. ebd.

45 Vlg. Dittrich, Kathi und Leitzmann, Claus, »Bioaktive Substanzen. Neuentdeckte Wirkstoffe für Ihre Gesundheit«, Trias Thieme, Stuttgart 1996, S. 68

46 Vgl. Zittlau, Dr. Jörg, »Natürlich heilen mit Salbei«, W. Ludwig Verlag, München 1999, S. 31

47 Vgl. ebd., S. 32

48 Vgl. ebd., S. 28

49 Vgl. Ashton, Cameron, »Salvia officinalis«, Nova Science Publishing, New York 2021, S. 7

50 Vgl. ebd., S. 11

51 Vgl. Rami, K. u. a., »Antimicrobial activity of essential oil of Salvia officinalis L. collected in Syria«, African Journal of Biotechnology 10:8397–8402

52 Vgl. Abdullah, Baydes H., Hassan, Farook und Alnimer, Marwan, »Effect of Salvia officinalis on lymphocytic and bacterial DNA«, Scholar Press, Beau Bassin, Mauritius 2019, S. 10

53 Vgl. Ashton, Cameron, »Salvia officinalis«, Nova Science Publishing, New York 2021, S. 129

54 Kermanshah, H. u. a., »In vitro evaluation of antibacterial activity of hydroalcoholic extract of Salvia officinalis and Pimpinella anisum against cariogenic bacteria«, Journal of Dental Medicine 22(2): 149–54

55 Vgl. Abdullah, Baydes H., Hassan, Farook und Alnimer, Marwan, »Effect of Salvia officinalis on lymphocytic and bacterial DNA«, Scholar Press, Beau Bassin, Mauritius 2019, S. 14

56 Vgl. Ashton, Cameron, »Salvia officinalis«, Nova Science Publishing, New York 2021, S. 20f.

57 Vgl. Abdullah, B. H. u. a., »Effect of Salvia officinalis on lymphocytic and bacterial DNA«, Scholar´s Press, Mauritius 2019, S. 14

58 Vgl. ebd.

59 Damjanovic-Vratnica, B. u. a., »Chemical Composition and Antimicrobial Activity of Essential Oil of Wild-Growing Salvia officinalis L. from Montenegro«, Journal of Essential Oil Bearing Plants 11(1): 79–89

60 Vgl. Badiee, P. u. a., 2012, »Comparison of Salvia officinalis L. essential oil and antifungal agents against Candida species«, Journal of Pharmaceutical Technology and Dry Research 1;7

61 Vgl. Ashton, Cameron, »Salvia officinalis«, Nova Science Publishing, New York 2021, S. 147

62 Vgl. V. Dal Pra u. a., »Anti-inflammatory activity of fractionated extracts of Salvia officinalis«, Journal of Applied Pharmaceutical Science, 1(7):67–71

63 Vgl. Ashton, Cameron, »Salvia officinalis«, Nova Science Publishing, New York 2021, S. 29

64 Vgl. z. B. C.Y. Su u. a., »Salvia miltiorrhiza: traditional medical uses, chemistry, and pharmacology«, Chin. J. Nat. Med., 2015, 13(3), 163–182

65 Vgl. »World Health Organization cardiovascular disease risk charts«

66 Vgl. Ashton, Cameron, »Salvia officinalis«, Nova Science Publishing, New York 2021, S. 170

67 Vgl. ebd., S. 171

68 Vgl. Ashton, Cameron, »Salvia officinalis«, Nova Science Publishing, New York 2021, S. 172

69 Vgl. Y. Lu u. a., »Polyphenolics of Salvia – a review«, Phytochemistry, 2002, 59(2), 117–140

70 Vgl. Ashton, Cameron, »Salvia officinalis«, Nova Science Publishing, New York 2021S. 175

71 Vgl. Dittrich, K. und Leitzmann, Prof. Dr. C., »Bioaktive Substanzen«, Thieme Verlag, Stuttgart 1996, S. 23

72 Vgl. ebd., S. 62

73 Vgl. ebd., S. 23 und 44

74 Vgl. ebd., S. 225

75 Vgl. Walch, S. G. u. a., Antioxidant capacity and polyphenolic composition as quality indicators for aqueous infusions of Salvia officinalis L. (sage tea), Front. Pharmacol., 2011, 2,79

76 Vgl. Theophrastus e.V., »Salbei – Salvia officinalis«, Theophrastus e.V., München 2004, S. 31

77 Vgl. Lima, C. F. u. a., »Phenolic compounds protect HepG2 cells from oxidative damage«, Life Sci., 2006, 79(21), 2056–2068

78 Vgl. Steven S. u. a., »Vascular inflammation and oxidative stress: Major triggers for cardiovascular disease«, Oxid. Med. Cell.Longev., 2019, 1–26

79 Vgl. Ashton, Cameron, »Salvia officinalis«, Nova Science Publishing, New York 2021, S. 184

80 Vgl. Behradmanesh, S. u. a., »Effect of Salvia officinalis on diabetic patients«, J. Ren. Inj. Prev., 2013, 2(2), 51–54

81 Vgl. Kianbakht, S. u. a., »Antihyperlipidemic effects of Salvia officinalis Leaf extract in patients with hyperlipidemia: a randomized double-blind placebo-controlled clinical trial«, Phyther. Res., 2011, 25(12), 1849–1853

82 Vgl. Ashton, Cameron, »Salvia officinalis«, Nova Science Publishing, New York 2021, S. 32 und 33

83 Vgl. Behradmanesh, S. u. a., »Effect of Salvia officinalis on diabetic patients«, J. Renal Inj. Prev. 2(2): 51–54

84 Vgl. Ngo, Y. L. u. a., »Review on rosmarinic acid extraction, fractionation and its anti-diabetic potential«, Food and Chemical Toxicology, 2018, 121: 687–700

85 Vgl. Ashton, Cameron, »Salvia officinalis«, Nova Science Publishing, New York 2021, S. 35

86 Ebd., S. 45

87 Vgl. Vasil Georgiev und Atanas Pavlov, »Salvia Biotechnology«, Springer, Cham 2017, S. 157

88 Vgl. Ashton, Cameron, »Salvia officinalis«, Nova Science Publishing, New York 2021, S. 138

89 Vgl. Perry, N. u. a., »European herbs with cholinergic activities: potential in dementia therapy«, International Journal of Geriatric Psychiatry, 11 (12): 1063–1069

90 Vgl. Perry, N.S. u. a., »Salvia for dementia therapy: Review of pharmacological activity and pilot tolerability clinical trial«, Pharmacol. Biochem. Behav. 75:651–659

91 Ferreira, A. u. a., »The In Vitro Screening for Acetyl Cholinesterase Inhibition and Antioxidant Activity of Medicinal Plants from Portugal«, J. Ethnopharmacol. 108:31–37

92 Ashton, Cameron, »Salvia officinalis«, Nova Science Publishing, New York 2021, S. 223

93 Vgl. Akhondzadeh, S., »Salvia officinalis Extract in the Treatment of Patients with Mild to Moderate Alzheimer's Disease: A Double Blind, Randomized and Placebo-Controlled Trial«, J. Clin. Pharm. Ther. 28(1):53–59

94 Ashton, Cameron, »Salvia officinalis«, Nova Science Publishing, New York 2021, S. 223

95 Vgl. Moss, L. u. a., 2010, »Differential effects of the aromas of Salvia species on memory and mood«, Hum. Psychopharmacol. 25: 388–396

96 Vgl. Miroddi, M. u. a., »Systematic review of clinical trials assessing pharmacological properties of Salvia species on memory, cognitive impairment and Alzheimer's disease«, CNS Neurosci. Ther. 20: 485–495

97 Vgl. Ashton, Cameron, »Salvia officinalis«, Nova Science Publishing, New York 2021, S. 44

98 Vgl. z. B. K. Dittrich und C. Leitzmann, »Bioaktive Substanzen«, a.a.O., S. 35

99 Vgl. ebd., S. 34

100 Vgl. ebd., S. 38

101 Vgl. Dittrich, K. und Leitzmann, Prof. Dr. C., »Bioaktive Substanzen«, Thieme Verlag, Stuttgart 1996, S. 37

102 Vgl. ebd.

103 Vgl. Luca, T. u. a., »Antiproliferative effect and cell cycle alterations induced by Salvia officinalis essential oil and its three main components in human colon cancer cell lines«, Chemistry and Biodiversity, 2020, 17 (8)

104 M. Hamidpour u. a., 2014, »Chemistry, pharmacology and medicinal property of Sage (Salvia) to prevent and cure illnesses such as obesity, diabetes, depression, dementia, lupus, autism, heart disease and cancer«, Journal of Traditional and Complementary Medicine, 4(2): 82–88

105 Vgl. Ashton, Cameron, »Salvia officinalis«, Nova Science Publishing, New York 2021, S. 37

106 Vgl. ebd.

107 Vgl. ebd., S. 38

108 Vgl. ebd., S. 39

109 Zare, H., 2019, »Effects of Salvia officinalis extract on the breast cancer cell line«, Sci Medicine Journal, 1 (1): 25–29

110 Vgl. Yesil-Celiktas, O. u. a., 2010, »Inhibitory effects of rosemary extracts, carosic acid and rosmarinic acid on the growth of various human cancer cell lines«, Plant Foods Hum Nutr. 65: 158–163

111 Vgl. Theophrastus e.V., »Salbei – Salvia officinalis«, Theophrastus e.V., München 2004, S. 31

112 Vgl. Abdullah, Baydes H., Hassan, Farook und Alnimer, Marwan, »Effect of Salvia officinalis on lymphocytic and bacterial DNA«, Scholar Press, Beau Bassin, Mauritius 2019, S. 85

113 Vgl. Dittrich, K. und Leitzmann, Prof. Dr. C., »Bioaktive Substanzen«, Thieme Verlag, Stuttgart 1996, S. 15

114 Vgl. »Curriculum Vitae, Prof. Dr. Otto Heinrich Warburg«, www.leopoldina.org.com und »Ist Krebs eine Stoffwechselkrankheit?«, Paracelsus-Magazin 3/2016

115 Vgl. Theophrastus e.V., »Salbei – Salvia officinalis«, Theophrastus e.V., München 2004, S. 10

116 Vgl. Zittlau, Dr. Jörg, »Natürlich heilen mit Salbei«, W. Ludwig Verlag, München 1999, S. 46

117 Vgl. Theophrastus e.V., »Salbei – Salvia officinalis«, Theophrastus e.V., München 2004, S. 54

118 Ebd.

119 Vgl. Zittlau, Dr. Jörg, »Natürlich heilen mit Salbei«, W. Ludwig Verlag, München 1999, S. 59

120 Vgl. ebd. 61

121 Vgl. Ody, Penelope, »Sage. Nature's Remedy for the Third Age«, Souvenir Press, London 2000, S. 67

122 www.sprechzimmer.ch

123 Vgl. Ody, Penelope, »Sage. Nature's Remedy for the Third Age«, Souvenir Press, London 2000, S. 46

124 Vgl. Zittlau, Dr. Jörg, »Natürlich heilen mit Salbei«, W. Ludwig Verlag, München 1999, S. 71

125 Vgl. Theophrastus e.V., »Salbei – Salvia officinalis«, Theophrastus e.V., München 2004, S. 62

126 Vgl. Ody, Penelope, »Sage. Nature's Remedy for the Third Age«, Souvenir Press, London 2000, S. 71

127 www.avogel.ch/de/ihre-gesundheit/gesundheitsthemen/cool-bleiben-mit-salbei.php

128 Vgl. Simonsohn, Barbara, »Sesam«, Schirner-TB, Darmstadt 2023

129 Vgl. z. B. Sa, C. u. a., 2009, »Sage tea drinking improves lipid profile and antioxidant defences in humans«, Int. J. Mol. Sci. 10(9): 3937–3950, s.a. C. Ashton, a.a.O., »Salvia officinalis«, a.a.O., S. 228 f.

130 Vgl. C. Ashton, ebd., und S. Walch u. a., 2011, »Antioxidant Capacity and Polyphenolic Composition as Quality Indicators for Aqueous Infusions of Salvia officinalis L. (Sage Tea), Front. Pharmacol. 2(79) und O. Pekonen u.a., 2013,« Thujone and thujon econtaining herbal medicinal and botanical products: toxicological assessment. Regul. Toxicol. Pharmacol. 65(1): 100–107

131 Vgl. Abu-Darwish, M.S. u. a., 2013, »Essential oil of common sage (Salvia officinalis L.) from Jordan: assessment of safety in mammalian cells and its antifungal and anti-inflammatory potential. BioMed Res. Int.

132 European Union herbal monograph on Salvia officinalis L., folium. EMA/HMPC/277152/2015

133 DAZ 2017, Nr. 32, S. 36

134 Vgl. Zittlau, Dr. Jörg, »Natürlich heilen mit Salbei«, W. Ludwig Verlag, München 1999, S. 36 und 37

135 Vgl. Ody, Penelope, »Sage. Nature's Remedy for the Third Age«, Souvenir Press, London 2000, S. 79

136 Vgl. Zittlau, Dr. Jörg, »Natürlich heilen mit Salbei«, W. Ludwig Verlag, München 1999, S. 37

137 Vgl. ebenda, S. 45

138 Rezept aus Zittlau, Dr. Jörg, »Natürlich heilen mit Salbei«, W. Ludwig Verlag, München 1999, S. 81

139 Versand EU-weit: www.gregors-superfood.de

140 Rezept vegan abgewandelt aus Tatiana Y. Silla, »Salbei«, Mandelbaum Verlag, Wien, S. 49

141 Vgl. FAZ vom 19.2.2023, »Ein Lob der Schweiz. Warum unsere Nachbarn gesünder sind und länger leben als wir«, von Rainer Hank

142 Gemeint ist »LaVita«; die Kosten belaufen sich aktuell – 2023 – auf 80 Cent pro Tag. Info über Prof. Dr. med. Eric Anders: https://dr-med-eric-anders.business.site/

143 Vgl. www.naturheilkompass.de, »Dr. Hüthers Leitfaden Demenz vorbeugen – Alzheimer vorbeugen«

Register

Rezeptregister